中医师承学堂

许叔微伤寒论著三种

宋·许叔微　著

张贵增　段牡薇　点校

中国中医药出版社

北　京

图书在版编目（CIP）数据

许叔微伤寒论著三种／（宋）许叔微著；张贵增，段牡薇点校．—北京：中国中医药出版社，2015.12（2023.3重印）
（中医师承学堂）

ISBN 978－7－5132－2738－4

Ⅰ.①许…　Ⅱ.①许…　②张…　③段…　Ⅲ.①《伤寒论》－医案－汇编－中国－宋代　Ⅳ.①R222.29

中国版本图书馆CIP数据核字（2015）第205096号

中国中医药出版社出版
北京经济技术开发区科创十三街31号院二区8号楼
邮政编码　100176
传真　010　64405721
山东润声印务有限公司印刷
各地新华书店经销
*
开本 880×1230　1/32　印张 7　字数 175 千字
2015 年 12 月第 1 版　2023 年 3 月第 4 次印刷
书　号 ISBN 978－7－5132－2738－4
*
定价 28.00 元
网址　www.cptcm.com

服务热线　010-64405510
购书热线　010-89535836
微信服务号　zgzyycbs
微商城网址　https://kdt.im/LIdUGr
官方微博　http://e.weibo.com/cptcm
天猫旗舰店网址　https://zgzyycbs.tmall.com

点校说明

《许叔微伤寒论著三种》分为《伤寒百证歌》《伤寒发微论》《伤寒九十论》三部分，点校的底本分别为：《伤寒百证歌》底本为清光绪七年吴兴陆氏十万卷楼丛书本、清咸丰二年壬子藏修书屋刻本；《伤寒发微论》底本为清光绪七年吴兴陆氏十万卷楼丛书本；《伤寒九十论》底本为清咸丰三年癸丑木活字排印琳琅秘室丛书本。三部分的主校本为 1956 年商务印书馆出版的《许叔微伤寒论著三种》，参校本为 1993 年人民卫生出版社出版的《许叔微伤寒论著三种》和 2006 年中国中医药出版社出版的《许叔微医学全书》。

点校的方式：原书繁体字改为简体字，通假字和异体字原则上径改，特殊情况者予以保留。竖排变横排。原书的“右”改作“上”，并根据读者阅读习惯，加以标点符号。原书中的错漏之处径改之。需要告知读者的是，许叔微原著中所引用的《伤寒论》《金匮要略》等原文，因其采用的版本不同，与现行通用的赵开美版有个别文字的差异，我们尊重许叔微所引用的原文以及许叔微所作所写，除非明显错字之处，一般不做改动。

目　录

伤寒九十论 ……………………………………………… 135

伤寒百证歌

卷 一

第一证·伤寒脉证总论歌

大浮数动滑阳脉，阴病见阳生可得。
沉涩弦微弱属阴，阳病见阴终死厄。

仲景云：脉大、浮、数、动、滑，此名阳也；脉沉、涩、弱、弦、微，此名阴也。阴病见阳脉者生，阳病见阴脉者死。

阴阳交互最难明，轻重斟量当别白。

脉虽有阴阳，须看轻重，以分表里。在下文。

轻手脉浮为在表，表实浮而兼有力。
但浮无力表中虚，自汗恶风常淅淅。

伤寒，先要辨表、里、虚、实，此四者为急。仲景云：浮为在表，沉为在里。然表证有虚有实。浮而有力者，表实也，无汗不恶风；浮而无力者，表虚也，自汗恶风也。

重手脉沉为在里，里实脉沉来亦实。
重手无力大而虚，此是里虚宜审的。

里证亦有虚实。脉沉而有力者，里实也，故腹满大便不通；沉而无力者，里虚也，或泄利，或阴证之类。

以上八句，辨表里虚实尽矣。

风则虚浮寒牢坚，水停水滀必沉潜。

动则为痛数为热，支饮应须脉急弦。

太过之脉为可怪，不及之脉亦如然。

仲景云：风则虚浮，寒则牢坚，沉潜水滀，支饮急弦，动则为痛，数则热烦。太过可怪，不及亦然，邪不空见，中必有奸。

荣卫太盛名高章，高章相搏名曰纲。

荣卫微时名惵卑，惵卑相搏损名彰。

惵，频切，恐惧也。

荣卫既和名缓迟，缓迟名沉此最良。

九种脉中辨虚实，长沙之诀妙难忘。

仲景云：寸口卫气盛，名曰高；荣气盛，名曰章。高章相搏，名曰纲。

卫气弱，名曰惵；荣气弱，名曰卑。惵卑相搏，名曰损。

卫气和，名曰缓；荣气和，名曰迟。缓迟相搏，名曰沉。

大抵仲景脉法，论伤寒与杂病脉法异。故予尝撰《仲景三十六种脉法》。

瞥瞥有如羹上肥，此脉定知阳气微。

萦萦来如蛛丝细，却是体中阴气衰。

脉如泻漆之绝者，病人亡血更何疑。

仲景云：脉瞥瞥如羹上肥者，阳气微也；脉萦萦如蜘蛛丝者，阳气衰也；脉绵绵如泻漆之绝者，亡血也。阳气衰，《千金》作阴气衰。

阳结蔼蔼如车盖，阴结循竿亦象之。

仲景云：蔼蔼如车盖者，阳结也；累累如循竿者，阴结也。

阳盛则促来一止，阴盛则结缓而迟。

此谓促结二脉也。仲景云：脉来缓，时一止，名曰结；脉来数，时一止，名曰促。脉阳盛则促，阴盛则结。

纵横逆顺宜审察，残贼灾怪要须知。

仲景云：脉有相乘，有纵，有横，有逆，有顺，何谓也？曰：水行乘火，金行乘木，名曰纵；火行乘水，木行乘金，名曰横；水行乘金，火行乘木，名曰逆；金行乘水，木行乘火，名曰顺也。

又曰：脉有残贼，何谓也？师曰：脉有弦、紧、浮、滑、沉、涩。此六者，名残贼。能为诸贼作病也。

又问曰：脉有灾怪，何谓也？答曰：旧时服药，今乃发作，故谓灾怪。

脉静人病内虚故，人安脉病曰行尸。

仲景云：脉病人不病曰行尸，以无主气，故眩仆不知人；人病脉不病，名曰内虚，以无谷神，虽困无苦。

右手气口当主气，主血人迎左其位。

气口紧盛食必伤，人迎紧盛风邪炽。

左为人迎，右为气口。人迎紧盛伤于风，气口紧盛伤于食也。

数为在腑迟为脏，浮为在表沉在里。

仲景云：浮为在表，沉为在里，数为在腑，迟为在脏。

脉浮而缓风伤荣，浮紧兼涩寒伤卫。

脉微大忌令人吐，欲下犹防虚且细。

仲景云：脉微不可吐，虚细不可下。

沉微气弱汗为难，三者要须常审记。

孙用和云：阴虚脉沉微而气弱者，不可汗。三者，汗、下、吐三候，脉有不可行者，切当审也。

阳加于阴有汗证，左手沉微却应未。

《素问》云：阳加于阴谓之汗。

趺阳胃脉定死生，太溪肾脉为根蒂。

仲景说趺阳脉者，凡十有一。伤寒必诊太溪、趺阳者，谓以肾脉胃脉为主。仲景讥世人握手不及足者以此。

脉来六至或七至，邪气渐深须用意。

浮大昼加并属阳，沉细夜加分阴位。

九至以上来短促，状若涌泉无入气。

更加悬绝渐无根，命绝天真当死矣。

孙尚药云：脉及六至七至以上，浮大昼加病，沉细夜加病。更及八至，精气消，神气乱，必有散脱精神之候，须切急为治疗。又加之九至十至，虽和扁亦难救。如八至九至，加以悬绝者，无根也。如泉之涌。脉无入气，天真尽而必死矣。

病人三部脉调匀，大小浮沉迟速类。
此是阴阳气已和，勿药自然应可喜。

仲景云：寸口关上、尺中三处，大小、浮沉、迟数同类，虽有寒热不解，此脉已和，虽剧当愈。

第二证·伤寒病证总类歌

伤寒中风与温湿，热病痉暍并时疫。
证候阴阳虽则同，别为调治难专一。

以上七证，大略虽相似，须别作调治。

一则桂枝二麻黄，三则青龙如鼎立。
精对无差立便安，何须更数交传日。

孙尚药云：一桂枝、二麻黄、三青龙，三日能精对无差，立当见效，不须更候五日，转泻反致坏病也。

发热恶寒发于阳，无热恶寒自阴出。

仲景云：发热而恶寒者，发于阳也；无热而恶寒者，发于阴也。

阳盛热多内外热，白虎相当并竹叶。

白虎汤、竹叶石膏汤，皆治内外热证。

阴盛寒湿脉沉弦，四逆理中为最捷。

孙兆云：阴盛寒湿则用四逆汤、理中丸。

热邪入胃结成毒，大小承气宜疏泄。

热邪入胃，久则胃伤烂，宜调胃或大小承气汤。

胸满宜用泻心汤，结胸痞气当分别。

胸满证候，用大小泻心汤。

按之不痛为虚硬，按之若痛为实结。

浅深大小陷胸丸，仲景方中不徒设。

孙兆云：结胸痞气两分，浅深则大小陷胸丸。

茵陈可治发黄证，柏皮治痢兼下血。

发黄疸，热则用茵陈汤。下利、肠毒、恶痢、下血，柏皮汤。

小便不利更喘满，烦渴五苓安可缺。

利小便止烦渴，用五苓散。

半在里兮半在表，加减小柴胡有法。

小柴胡治半在表里，仲景有加减法。

夜中得脉日中愈，阴得阳兮灾必脱。

日中得脉中夜安，阳得阴兮自相悦。

阴阳调顺自和同，不须攻治翻为孽。

孙尚药云：凡伤寒三日，脉微而微数，以顺四时，身凉而和者，此名欲解也。夜半得脉，来日日中愈，阴得阳而解也；日中得脉，夜半愈，阳得阴而和也。阴阳和同尔。

第三证·表证歌

身热恶寒脉又浮，偏宜发汗更何求？

仲景云：脉浮，宜以汗解之。

要须手足俱周遍，不欲淋漓似水流。

《金匮》云：凡发汗，欲令手足皆周，漐漐一时间益佳，但不欲流漓。若病不解，当重发汗，汗多则亡阳，阳虚不得重发汗也。

轻则随时与和解，重须正发病当瘳。

仲景有和解之者，有正发之者。和解若小柴胡、桂枝是也；正发若麻黄之类是也。

初春阳弱阴尚胜，不可亟夺成扰搜。

夏时暑热脉洪大，玄府开时汗易谋。

初春阳弱，不可大发汗以扰乎阳；夏则玄府汗空开，故易汗。

不可汗脉微而弱，更兼尺中脉迟缓。

《金匮》云：脉微不可发汗，无阳故也。又云：尺中脉迟，荣不足，血气少，不可汗。

微弱无阳迟少血，安可麻黄求发散。

更有衄血并下血，风温湿温如何发。

坏病虚烦且慎之，腹间动气宜区别。

此五证皆不可汗。解在第三十一。

仲景云：衄家不可发汗，发汗则额上陷。亡血家不可发汗，发汗则寒栗而振。

妇人经水适来时，此是小柴胡证决。

忽然误汗表里虚，郁冒不知人作孽。

妇人经水适来适断，属小柴胡证。误汗，郁冒不知人。

第四证·里证歌

不恶寒兮反恶热，胃中干燥并潮热。

阳明证，身热，汗自出，不恶寒，反恶热，当下之。又云：潮热者，实也，宜下之。

手心腋下汗常润，小便如常大便结。

腹满而喘或谵语，脉沉而滑里证决。

手心与两腋下润，小便如经常，大便结硬，皆里证也。内实则腹满而喘，沉而滑者，病在内，是曰里证也。

阳盛阴虚速下之，安可日数拘屑屑。

仲景云：阳盛阴虚，汗之则死，下之则愈。盖阳盛则外热，阴虚则内热。内外皆热，故当下，虽二三日便可下，不必四五日过经也。

失下心胸皆痞闷，冒郁不安成热厥。

失下则热极生寒，故冒而厥。厥则半日后复热也。

庸医不晓疑是阴，误进热药精魂绝。

庸医见厥，便以为阴。误服热药，则发斑、发黄，不知人也。

三阴大约可温之，积证见时方发泄。

太阴腹满或时痛，少阴口燥心下渴。

积证悉具更无疑，要在安详加审别。

三阴大约可温，唯有积证当下。仲景云：太阳病，医反下之。因腹满时痛属太阴，桂枝加芍药汤主之；其大实痛，则大黄汤主之。又云：少阴口燥咽干，急下之，宜承气汤。如此者当下之也。

病犹在表不可下，脉浮更兼虚细者。

仲景云：脉浮为在表。又云：虚细不可下之。

恶寒呕吐小便清，不转矢气应难泻。

恶寒者，表未解；《金匮》云：欲吐者不可下；小便清者，知不在里而在表也。

不转矢气者，屎强硬，其后必溏也。

大便坚硬小便数，阳明自汗津液寡。

大便坚硬小便数，脾约证；阳明自汗津液寡，蜜兑证。

如斯之类下为难，莫便参差成误也。

第五证·表里寒热歌

病人身热欲得衣，寒在骨髓热在肌。
先与桂枝使寒已，小柴加桂次温之。
病人身寒衣褫退，寒在皮肤热在髓。
白虎加参先除热，桂黄各半解其外。

仲景云：病人身大热，反欲得衣者，热在皮肤，寒在骨髓也。身大寒，反不欲近衣者，寒在皮肤，热在骨髓也。仲景俱无治法。朱肱云：寒在骨髓，先与桂枝，次与小柴胡加桂汤。热在骨髓，先以白虎加人参汤以除其热，次以桂枝麻黄各半汤以解其外也。

病有标本并始末，先后不同当审察。
里寒表热脉沉迟，里热表寒脉必滑。

朱肱云：里寒表热者，脉沉而迟。里热表寒者，脉必滑也。

第六证·表里虚实歌

脉浮而缓表中虚，有汗恶风腠理疏。
浮紧而涩表却实，恶寒无汗体焚如。

伤寒最要辨表里虚实为先。有表实，有表虚，有里实，有里虚，有表里俱实，有表里俱虚，先辨此六者，然后用药，无不差矣。盖脉浮而缓，又恶风有汗，此表虚中风证也。脉浮紧而涩，尺有力，恶寒无汗，此表实伤寒证也。

脉沉无力里虚证，四逆理中为对病。
沉而有力紧且实，柴胡承气宜相应。

里虚宜温之，故用四逆、理中。里实宜下之，故用柴胡、承气。

又有表和而里病，下之则愈斯为正。
里和表病汗为宜，忽然误下应难拯。

《外台》云：表和里病，下之则愈，汗之则死。里和表病，汗之则愈，下之则死。

虚则温之实泻之，病形脉证要相宜。
更兼药饵如精对，立便安康待甚时。

孙尚药云：精对无差，立当见效。不必三日以前汗，五日以后下也。

第七证·急救表里歌

伤寒下后表里虚，急当救疗莫踌躇。
下利不止身疼痛，救里为先四逆软。
忽若清便自调适，却宜救表桂枝徒。
切莫迟延生别病，过街脉变在斯须。

仲景云：伤寒，医下之，续得下利，清谷不止，身疼痛者，急当救里，后身疼痛清便自调者，急当救表。救里宜四逆，救表宜桂枝。

第八证·无表里证歌

既无里证又无表，随证小柴胡治疗。
大便坚硬脉浮数，却与大柴胡极妙。

仲景云：病人无表里证，发热七八日，脉浮数，可与大柴胡汤下之。

七八日后至过经，证候如斯当辨晓。

何况热实睛不和，常觉目中不了了。

仲景云：伤寒六七日，目中不了了，睛不和，无表里证，大便难，微热者，急下之，大承气柴胡。

第九证・表里水证歌

有水须分表和里，安可妄投增病势。

干呕微利咳发热，谓表有水青龙谛。

仲景云：伤寒表不解，心下有水气，干呕发热而咳，或渴，或利，或噎，或小便不利、小腹满，或喘者，小青龙，此谓表有水也。

忽若身凉并汗出，两胁疼痛心下痞。

表解争知里未和，十枣汤方能主治。

太阳中风，心下痞硬满，引胁下痛，干呕短气，汗出不恶寒者，此表解里未和也，十枣汤主之。

第十证・表里两证俱见歌

脉来浮大表证尔，便赤烦渴却在里。

脉浮者，表证也。小便赤而烦渴，又却有里证也。

表里两证俱见时，当用五苓与调理。

此证宜用五苓散，盖五苓治内外俱热。

又如大便数日结，头痛更兼身有热。

其人小便却又清，亦是两证当区别。

仲景云：大便结硬，头痛身热，小便却清，知不在里而在表也。

大便坚硬脉沉细，里证当下分明谛。

头汗出时微恶寒，手足兼冷却非是。

仲景云：伤寒五六日，头汗出，微恶寒，手足冷，心下满，口不欲食，大便硬，脉细者，此为阳微结，有表复有里也。脉沉，亦在里也。此为半在表半在里焉。

仲景著论非一端，要在审详而已矣。

仲景论中有两证者，凡十余法，故此略举一二为例。

第十一证·三阴三阳传入歌

尺寸俱浮属巨阳，一二日内病如常。

经络上连风府穴，头项痛兮腰脊强。

仲景云：尺寸俱浮者，太阳受病，当一二日发。以其脉上连风府，故头项痛、腰脊强。

脉长阳明为受病，二三日内斯为应。

挟鼻络目是其经，目痛鼻干眠不稳。

仲景云：尺寸俱长者，阳明受病也，当二三日发。以其脉挟鼻络于目，故身热、目疼、鼻干、不得卧也。

少阳经络贯耳中，脉弦胁痛耳应聋。

四日以前皆在腑，汗之即退易为功。

仲景云：尺寸俱弦者，少阳受病也，当三四日发。以其脉循胁络于耳，故胸胁痛而耳聋。

此三经受病，未入脏，故可汗也。

四五日中得太阴，太阴之脉细而沉。

布胃络嗌嗌干燥，脾宫腹满病难禁。

仲景云：尺寸俱沉细者，太阴受病也，当四五日发。以其脉布胃中，络于嗌，故腹满而嗌干矣。

少阴传到脉沉紧，贯肾络肺系舌本。

口燥舌干渴不休，五六日中病有准。

仲景云：尺寸脉俱沉者，少阴受病也，当五六日发。以其脉贯肾，络于肺，系舌本，故口燥舌干而渴。

七八日至厥阴经，烦满囊缩可忧惊。

三阴受邪已入脏，欲宜泻下自和平。

仲景云：尺寸俱微缓者，厥阴受病也，当六七日发。以其脉循阴器络于肝，故烦满而囊缩。

必三阴皆已入脏，故可下而已也。

六经已尽传亦遍，土不受邪脉来缓。

水火相交气已和，云与雨至斯为汗。

若传至厥阴，其脉来缓者，脾土不再受克，故水升火降，气和而大汗解矣。

第十二证·阴阳两感歌

伤寒热甚虽不死，两感伤寒漫料理。

仲景云：凡伤于寒则发为热，虽甚不死。若两感于寒而病者，必死。又曰两感病俱作，治有先后，发表攻里，本自不同，故漫料理可也。

一日太阳少阴病，腹痛口干烦饮水。

太阳，膀胱也；少阴，肾也。为表里。故仲景云：太阳与少阴俱病，则腹痛口干，烦满而渴。

二日阳明合太阴，腹满身热如火炽。

不欲饮食鼻内干，妄言谵语终难睡。

仲景云：二日阳明与太阴俱病，则腹满身热，不欲食，谵语。

三日少阳合厥阴，耳聋囊缩不知人。

厥逆水浆不入口，六日为期是死辰。

仲景云：三日少阳与厥阴俱病，则耳聋囊缩而厥，水浆不入口，不知人者，六日死矣。

第十三证·阳证阳毒歌

太阳阳明与少阳，三阳传入是其常。

一二日太阳，二三日阳明，三四日少阳，各以其经传入也。

太阳脉浮恶寒气，阳明恶热脉来长。

太阳脉浮，阳明脉长。太阳恶寒恶风，阳明不恶寒反恶热。

少阳口苦胁下满，往来寒热脉弦张。

仲景云：少阳之为病，口苦，咽干，目眩。又曰：太阳病不解，转入少阳者，胁下坚满，往来寒热，其脉弦细。

阳若独盛阴暴绝，变为阳毒必发狂。

三阳病不治，必变为阳毒。

内外热结舌又卷，鼻中煤烟不可当。

脉应洪实或滑促，宜用升麻栀子汤。

第十四证·阴证阴毒歌

饮食不节阴受之，太阴腹胀病在脾。

《素问》云：起居不节，阴受之。饮食不节则阴受之。伤寒四五日，传太阴。太阴，脾经也，故其腹胀满。

少阴肾病脉微细，心烦但寐渴无时。

仲景云：少阴之为病，脉微细，但欲寐。又云：少阴但欲寐，五六日自利而渴。

厥阴气上冲心下，饥不欲食食吐蛔。

仲景云：厥阴为病，消渴，气上冲心，饥不欲食，食吐蛔。

阴病若深阳顿绝，变成阴毒更何疑。

四肢逆冷脐筑痛，身如被杖痛可知。

宋迪云：积阴盛于下，则微阳消于上。故其候沉重，四肢逆冷，脐腹筑痛，身疼如被杖。

或因冷物伤脾胃，或因欲事肾经衰。

内感伏阴外寒气，腰重头疼觉倦疲。

阴毒本因肾气虚寒，嗜欲过多，或伤冷物，复伤风邪。内既伏阴，外又感寒，或先感外寒而内伏阴。内外皆阴，故阳气不守，遂发头疼，腰重，腹痛，眼睛疼，身体倦怠而不甚热，四肢逆冷矣。

额上手背皆冷汗，二三日内尚支持。

额上手背皆有冷汗，二三日内或可起行，不甚劳重。

六脉沉细时来疾，尺部短小力还微。

寸口有时或来大，误经转泻若何医。

阴毒诊之，则六脉俱沉细而疾，尺部短小，寸口或大。六脉俱浮大，或沉取之大而不甚疾者，非阴证也。误转泻，则渴转甚，躁转急。

阴病渐深腹转痛，心胸膜胀郑声随。

虚汗不止咽不利，指甲青黑面色黧。

阴证深则咽喉不利，心下胀满，结硬躁渴，虚汗不止，或时郑声，指甲面色俱青黑。仲景云：虚则郑声。

一息七至沉细疾，速灸关元不可迟。

六脉沉细而疾，一息七至以来，有此证者，宜速灸关元二三百壮。穴在脐下三寸。

更兼金液来苏治，庶得阳回命可追。

灸毕，更以金液来苏丹助之，庶几阳复也。

第十五证·太阳阳明合病歌

太阳阳明同合病，仲景法中有三证。

自利宜服葛根汤，但呕却加半夏应。

喘而胸满属麻黄，慎勿下之轻性命。

循规守矩治为宜，要使冲和自安静。

仲景三证：一者，太阳与阳明合病则自利，葛根汤主之。二者，合病不下利，但呕者，葛根加半夏汤主之。三者，太阳阳明合病，喘而胸满者不可下，宜麻黄汤。

第十六证·太阳少阳合病歌

太阳少阳合病时，亦须下利更何疑。

下利黄芩汤可用，若呕还加半夏奇。

仲景云：太阳少阳合病，自下利者，与黄芩汤。若呕者，黄芩加半夏生姜汤。

第十七证·三阳合病歌

腹满身重难转侧，面垢遗尿谵语极。

三阳合病口不仁，白虎汤功更奇特。

仲景云：三阳合病，腹满身重，难以转侧，口中不仁，谵语，遗溺。发汗则谵语，下之则额上生汗，手足厥冷，自汗，白虎汤主之。

第十八证·太阳少阳并病歌

太少并病证有二，汗下差之皆致毙。
头痛眩冒如结胸，误若汗时谵语至。
肺俞肝俞皆可刺，谵语却刺期门是。

仲景一证云：太阳少阳并病，头痛眩冒，时如结胸，心下痞硬，当刺肺俞、肝俞，不可发汗。发汗则谵语、脉弦。五日谵语不止，当刺期门。

颈项强时刺大椎，此候在心当切记。

一证云：太少并病，心下硬，颈强而眩者，当刺大椎、肺俞、肝俞，慎勿下。

第十九证·阴证似阳歌

烦躁面赤身微热，脉至沉微阴作孽。

脉来沉微者，阴也。阴极生热，故烦躁，面赤，身热。

阴证似阳医者疑，但以脉凭斯要诀。

但以脉为据，不必守证也。

身热里寒阴躁盛，面戴阳兮下虚证。

身热也，里寒也，烦躁者，阴盛也。面戴阳者，下虚故也。此皆阴证似阳也。

阴发躁兮热发厥，物极则反皆理性。

阴极则生躁，热极则发厥。物极则反，皆物之理性也。

第二十证·阳证似阴歌

小便赤色大便秘，其脉沉滑阳证是。

四肢逆冷伏热深，阳证似阴当审谛。

小便赤，大便秘，脉沉滑，阳证也。阳极生阴，热极生寒，故令四肢逆冷，以其伏热深也。医见四肢逆冷，便以为阴，则误也，当仔细审详。

轻者且宜供白虎，重者须当用承气。

重阳如阴理宜然，寒暑之变亦如是。

卷　二

第二十一证・阴盛隔阳歌

身冷脉沉紧且细，内虽烦躁不饮水。
此名阴盛隔阳证，霹雳散用烦躁止。

脉沉紧而细，不欲饮水者，阴盛隔阳也。当用附子霹雳散。

躁若止兮应得睡，寒已散兮阴自退。
热气上行得汗痊，火焰丹砂宜用矣。

第二十二证・阴阳易歌

男子阴肿多绞刺，妇人腰痛并里急。

伤寒差后便行房，男名阳易女阴易。

热上冲胸头不举，眼中生花气翕翕。

烧裩猳鼠橘皮汤，选此用之医可必。

仲景云：伤寒阴阳易之为病，身体重，少气，小腹里急，或引阴中拘挛，热上冲胸，头重不欲举，眼中生花，眼胞赤，膝胫拘急，烧裩散主之。此病男子则阴肿，妇人则腰痛。《千金》《外台》有猳鼠汤，橘皮汤亦可用。

第二十三证·伤寒歌

脉浮紧涩是伤寒，热少寒多不躁烦。

伤寒脉浮紧而涩，热少寒多，心不烦躁。

头痛无汗身拘急，微厥之时在指端。

腰脊疼痛色多惨，唯宜发汗与通关。

学者先须要辨伤寒、中风二证。伤寒，脉浮紧而涩；中风，脉浮而缓。伤寒者，恶寒不恶风；中风者，恶风不恶寒。伤寒者，无汗；中风者，自汗。伤寒者，面色惨凄；中风者，其面色和悦也。

大青龙证及麻黄，热多寒少亦其常。

伤寒大抵虽热少寒多，亦有热多寒少者。如麻黄证云发热身痛，大青龙证云脉浮紧、发热而恶寒。

热多寒少不烦躁，亦宜汗解正相当。
微弱无阳桂枝越，尺迟血少建中汤。

仲景云：太阳病发热多寒少，脉微弱者，无阳也，不可发汗，用桂枝二越婢一汤。

尺脉迟者，血少也，宜建中汤。仲景建中证云：伤寒阳脉涩，阴脉弦，法当腹中急痛，与建中汤。迟弦虽不同，皆少血之脉也。

淋家衄家不可汗，小柴胡解自安康。

淋家、衄家、疮家以至四动脉，不可发汗者，王实皆用小柴胡汤。

第二十四证・中风歌

恶风自汗是伤风，体热头疼病势浓。

仲景谓伤风为中风。

手足不冷心烦躁，面色如常无惨容。

解在前篇。

脉浮而缓是本证，寸大尺弱有时逢。

伤风，脉虽浮而缓。《活人书》云：有尺脉弱寸口大者。仲景云：阳浮而阴弱，阳浮者热自发，阴弱者汗自出。

桂枝败毒独活辈，宜皆选用在其中。

《活人书》云：治中风，药宜桂枝、败毒、独活散之类。

项强桂枝加干葛，漏风加附可收功。

仲景云：太阳病，项背强几几，反汗出恶风者，宜桂枝加葛根汤主之。

仲景云：太阳病发汗，遂漏不止，其人恶风，小便难，四肢微急，难以屈伸者，桂枝加附子汤主之。

伤风伤寒何以判，寒脉紧涩风浮缓。
寒必恶寒风恶风，伤风自汗寒无汗。

解在前篇。

第二十五证·伤寒见风脉、中风见寒脉歌

恶寒不躁微四逆，脉浮而缓来无力。
恶风烦躁手足温，脉诊紧浮来又涩。
伤寒反得伤风诊，中风却见伤寒脉。
大青龙证是为宜，调卫调荣斯两得。

仲景云：太阳中风，脉浮紧，发热恶寒，身疼痛，不汗出而烦躁者，大青龙汤主之。又云：伤寒脉浮缓，身不疼，但重，乍有轻时，无少阴证者，大青龙汤主之。中风宜浮缓，今

却浮紧，伤寒宜浮紧，今却浮缓，此中风见寒脉，伤寒见风脉也。

要知其病加烦躁，方可服之为最的。

脉微自汗又恶风，误用肉瞤并筋惕。

仲景云：脉微弱，汗出恶风者，不可服之，服之厥逆，筋惕肉瞤，此为逆也。故王实止用桂枝麻黄各半汤。

第二十六证·热病中暍歌

身热恶寒头痛楚，心烦躁渴如何御。

身热恶风，头痛，心烦躁渴，热病中暑，其证相似，但脉不同耳。语在下。

脉洪紧盛为热病，脉虚细弱为伤暑。

热病脉必浮大洪紧，伤暑之脉必虚细而弱。详考诸书，暑脉多不一。仲景云：太阳中暍者，身热而脉微。又云：其脉弦细芤迟，小便已，洒洒然毛耸。朱肱云：脉虚身热，得之伤暑。又曰：热病脉洪大，中暑脉细弱。当以意消息也。

伤暑面垢并背寒，四肢倦怠汗无度。

口噤五苓白虎佳，痰逆橘皮汤可愈。

仲景云：手足逆冷，小有劳，身即热，口开，前板齿燥。若发其汗，则恶寒甚，加温针，则发热甚，数下之则淋甚。

皮肤既缓腠理开，洒然毛竦风寒恶。
缪加热药发斑黄，可怪庸医心术误。

仲景云：小便已，洒然毛竦。故其人汗出而恶寒，若行热药，便发斑、发黄也。

第二十七证·五种温歌

温病　温疟　风温　温疫　温毒

伤寒春月名温病，脉来浮数是其证。
发热头疼亦恶寒，冬夏比之轻不甚。
升麻解肌为最良，小柴竹叶宜相称。

以上论温病也。《素问》云：冬伤于寒，春必病温。仲景云：冬月冒寒气，不即病者，藏于肌肤，至春变为温病。故其证如此，宜升麻解肌汤之类。

尺寸盛兮兼弦数，重感于寒变温疟。
先热后寒小柴胡，但热不寒白虎药。

以上论温疟也。仲景云：若脉阴阳俱盛，重感于寒者，变成温疟。《素问》云：疟脉自弦，弦数者热多。朱肱云：先热后寒者，小柴胡汤。但热不寒者，白虎加桂汤主之。

濡弱阴脉浮滑阳，此是风温证候当。

头疼身热常自汗，四肢不收鼾睡长。
当治少阴厥阴病，误汗黄芪防己汤。

以上论风温也。仲景云：阳脉浮滑，阴脉濡弱，更遇于风，变为风温。其病四肢瘲缓。又云：风温为病，脉阴阳俱浮，自汗出，身重多眠睡，鼻息必鼾，语言难出。若被下者，小便不利，直视失溲；若被火者，微发黄色。剧则如惊痫，时瘛瘲也。少阴火也，厥阴木也，当治炎火风木。误汗之则用黄芪防己汤救之也。

阳脉濡兮阴弦紧，更遇温气来行令。
变成温疫作天行，少长皆同无异病。
热温寒清顺时宜，以平为期如斯正。

此论温疫也。仲景云：阳脉濡弱，阴脉弦紧者，更遇温气，变为温疫。一岁少长皆同病者，温疫也。

最重温毒为可怪，阳脉洪数阴实大。
发斑瘾疹如锦文，咳兼心闷何由快。
宜用元参升麻汤，长沙仲景分明载。

此论温毒也。仲景云：阳脉洪数，阴脉实大，更遇温热，变成温毒，温毒为病最重也。故发斑，生疹，咳嗽，心不快，痞闷，宜用元参升麻汤。

第二十八证·三种湿歌

湿温　中湿　风湿

湿温中湿并风湿，三者同名而异实。
暑湿相搏成湿温，胸间多汗头如劈。
两胫逆冷苦妄言，阳濡而弱阴小急。

以上湿温证也。

第二中湿之为病，脉来沉缓其名的。
一身尽痛兼发黄，大便反快小便涩。

仲景云：太阳病，关节疼痛而烦，脉沉而缓者，此名中湿。其候令人小便不利，大便反快，但当利其小便。又云：湿家之为病，一身尽痛，发热，身色如熏黄。湿家其人但头汗出，背强，欲得覆被向火，若下之早则哕。胸满，小便不利，舌上如苔者，以丹田有热，胸中有寒，渴欲得水而不能饮，口燥烦也。又云：湿家病，身上疼痛，发热面黄而喘，头痛鼻塞而烦，其脉大，自能饮食，腹中无病，病在头中寒湿，故鼻塞，纳药鼻中则愈。

本是风雨山泽气，中之令人成此疾。
第三风湿脉但浮，肢体痛重难转侧。
额上微汗身微肿，不欲去被憎寒栗。

此论风湿也。风湿之证，仲景云：一身尽痛，发热，日晡所剧，此名风湿。此病伤于汗出当风，或久伤取冷所致也。故其脉浮，额上有微汗，不欲去被也。

发汗漐漐欲润身，风湿俱去斯为得。

仲景云：风湿相搏，一身疼痛，法当汗出而解，值天阴雨不止，医云此可发汗，汗之病不愈，何也？答曰：发其汗，汗大出者，但风气去，湿气在，是故不愈也。治风湿者，发汗微微出者，则是风湿俱去者也。

防已黄芪术附汤，对证用之医可必。

防己黄芪汤、术附汤皆治风湿自汗。

第二十九证·两种痓歌

发热恶寒头项强，腰脊分明似反张。

瘛疭口噤如痫状，此名痓病是其常。

仲景云：病身热暑寒，头项强急，恶寒，时头面赤，目脉赤，独头面摇，卒口噤，背反张者，痓病也。

先感风寒后感湿，沉迟弦细脉相当。

仲景云：太阳病发热，脉沉而细者，名曰痓。

《千金》云：太阳中风，重感于寒湿，则变痓病也。

仲景又云：太阳发汗太多，因成痓。

孙尚药云：病热而脉沉细者，难治也。

有汗不恶名柔痓，无汗恶寒名曰刚。

无汗葛根有汗桂，二痓皆宜续命汤。

无汗葛根汤，有汗桂枝汤，而分发汗、解肌。有刚痓，有柔痓。刚痓无汗，柔痓有汗，皆宜续命汤。仲景云：太阳病发热，无汗，反恶寒，名曰刚痓。汗出不恶寒者，名曰柔痓。

脚挛啮齿皆阳热，承气汤宜下最良。

以上皆热证，当用承气汤。

亦名阳痉并阴痉，名异实同安可忘。

痓，音炽。痉，巨郢反。名异实同也。

第三十证·四证似伤寒歌

食积　虚烦　寒痰　脚气

食积虚烦并有痰，更兼脚气似伤寒。

四家病证虽云异，发热憎寒却一般。

此四证虽非伤寒，然发热憎寒则同。当以脉证辨之。

中脘寒痰胸痞满，脉浮自汗体难干。

此痰证也。有痰则胸中痞满，自汗脉浮。

食积令人头必痛，身不疼兮积证端。

气口紧盛伤于食，心烦脉数呕吞酸。

此食积也。食积则身不疼，但呕恶吞酸，气口脉紧盛而它脉数。朱肱云：气口紧盛伤于食。

虚烦之脉不紧实，但觉身心热与烦。
身不疼兮头不痛，唯宜竹叶便须安。

孙尚药云：虚烦与伤寒相似，但得病二三日，脉不浮，不恶寒，身不疼痛，但热而不烦，不可发汗，发汗必危损。如脉不紧实，不甚痛，但热而或不烦，非里实，亦不可下，下之必危损。唯可服竹叶汤主之。

又有脚气之为病，大便坚硬足行难。
两胫肿满或枯细，莫与伤寒一例看。

此论脚气也。脚气，大便坚，脚膝肿痛，两胫或有肿满，或有枯细者，方其发时，亦发热憎寒，呕恶，似伤寒证候也。

第三十一证·可汗不可汗歌

脉浮唯宜以汗解，春夏用之何足怪。

仲景云：脉浮宜以汗解。又云：大法，春夏宜汗。

风若伤卫属桂枝，寒伤荣血麻黄快。

仲景云：风则伤卫，寒则伤荣。伤卫属桂枝，伤荣属麻黄，二药虽均曰发汗，自有浅深也。

项强几几葛根汤，心间水气青龙对。

仲景云：项背强几几者，用麻黄葛根汤。心下有水气者，小青龙汤主之。

少阴亦可微发汗，附子麻黄泄其外。

仲景云：少阴病，得之二三日，麻黄附子甘草汤微发其汗。

风湿发汗恶淋漓，风气去兮湿气在。

唯宜浥润遍周身，湿气风邪俱已退。

风湿惟要微微似欲汗出。若大汗出者，风气虽去，湿气仍在也。

大抵尺迟汗为逆，微弦濡弱斯为害。

自此以下皆不可汗也。仲景云：尺中迟者，精气不足，血气微少，不可汗。

仲景云：微反在下，弦反在上，弱反在关，濡反在颠，不可发汗，发汗则寒栗至矣。

少阴沉细病在里，少阳弦细却主内。

仲景云：少阴脉沉细数，病在里，不可发汗。又云：伤寒脉弦细，头痛发热，此属少阳，少阳不可发汗。

两厥若汗必舌萎，四动汗之还窒碍。

仲景云：厥不可发汗，发汗则声乱，咽嘶舌萎，声不得前。

仲景云：动气在上，动气在下，动气在左，动气在右，皆不可发汗。

疮家汗之必成痓，淋家汗之便血杀。

衄家汗之额上陷，咽干汗之咽却隘。

仲景云：疮家虽身疼痛，不可攻其表，汗之必痉。淋家汗之必便血。衄家汗之额上促急而紧，直视不得眴，不能眠。咽干燥者，不可发汗。王实《伤寒证治》皆用小柴胡汤。

亡血汗之必寒栗，汗家重汗精神惫。

仲景云：亡血不可发汗，发汗则寒栗而振。

仲景云：汗家重发汗，必恍惚心乱，小便已阴痛。

少阴强汗动经血，虚烦坏病尤须戒。

仲景云：少阴无汗，而强发之，必动其血。

仲景云：虚烦、坏病皆不可发汗，宜用小柴胡汤主之。

月经适断适来时，切莫动经成冒昧。

此小柴胡证，发则郁冒不知人。

第三十二证·可下不可下歌

宿食不消当下之，寸口浮大尺中微。

仲景云：人病有宿食，何以别之？师曰：寸口脉浮大，按之反涩，尺中亦微而涩，当下之，承气汤主之。

阳明瘀热茵陈证，谵语柴胡汤最宜。

仲景云：阳明瘀热在里，身必发黄，宜茵陈蒿汤主之。

《金匮》云：汗出而谵语者，有燥屎在胃中，此风也，过经乃下之，宜大承气汤、大柴胡汤。

结胸大陷胸圆对，瘀血抵当不可迟。

结胸，宜大陷胸下之。瘀血，宜抵当元下之。

大便坚硬惟承气，痞气泻心汤勿疑。

大便坚硬，宜下以承气汤。痞气虚硬，宜下以泻心汤。

脉若阳微下则痞，或兼虚细更难之。

自此以下不可下也。《金匮》云：阳微不可下，下之则心下痞坚。

仲景云：脉微不可吐，虚细不可下。

结胸浮大下之死，四逆若下命倾危。

《金匮》云：结胸证，其脉浮大者，不可下，下之则死。

《金匮》云：四逆厥者不可下，下之则死，虚家亦然。

恶寒自是有表证，呕吐仍兼胃气亏。

恶寒者，表证在，不可下。

仲景云：病吐者，不可下之。

不转矢气必溏利，阳明自汗下难为。

仲景云：阳明病，不大便六七日，恐有燥屎，欲知之法，可与小承气汤。若腹中转矢气者，为有燥屎，乃可攻之；若不转矢气者，此但头硬，后必溏泄，不可下。

仲景云：阳明自汗，小便利，此为津液内竭，虽坚不可攻，宜用蜜煎导之。

咽中闭塞尤须忌，趺阳浮数已虚脾。

《玉函经》云：咽中闭塞不可下，下之则上轻下重，卧则欲蜷身急痛。

仲景云：趺阳脉浮而数，浮则伤胃，数则动脾，此非本病，医特下之所为也。

左右上下有动气，更在调和仔细医。

仲景云：动气在右，下之则津液内竭，咽燥鼻干，头眩心悸。动气在左，下之则腹满气急。动气在上，下之则掌握热烦。动气在下，下之则腹满，卒起头眩。

第三十三证·可吐不可吐歌

伤寒大法春宜吐，宿食不消胸满疰。

仲景云：大法春宜吐。《玉函》云：宿食在上管当吐之。

胸中郁郁兼有涎，寸口微数知其故。

《玉函》云：胸上结实，胸中郁郁而痛，不能食，使人按之而反有涎唾，下利日十余行，其脉反迟，寸口微滑，此可吐之。

以上皆可吐之证也。

脉微若吐大为逆，少阴寒饮无增剧。

仲景云：脉微不可吐，虚细不可下。

仲景云：少阴病，其人饮食入则吐，心温温然，欲吐复不得吐，始得之，手足寒，脉弦迟，此胸中实，不可下也。若膈上有寒饮者，干呕不可吐，当温之矣。

四逆虚家止可温，误吐内烦谁受责。

《金匮玉函》云：四逆病厥不可吐，虚家亦然。又云：太阳病强吐之，则内烦。论此皆不可吐者也。

第三十四证·可火不可火歌

中风忽然被火劫，咽烂发黄津液竭。

仲景云：太阳中风，以火劫发其汗，邪风被火劫，血气流溢，其身则发黄，至于咽烂矣。

荣微血弱与烧针，烦躁昏迷并发热。

仲景云：其脉沉者，荣气微也，加烧针则血留不行，更发热而烦躁也。

阳明被火必怵惕，太阳被火必清血。

《玉函》云：阳明脉浮紧，加烧针者必怵惕。

仲景云：太阳以火熏之，不得汗，其人必躁。到经不解，必清血。

少阴火劫小便难，强责汗时翻作孽。

仲景云：少阴病，咳而下利谵语，是为被火劫故也，小便必难，为强责少阴汗故也。

或致虚烦不得眠，或致发黄中郁结。

或致下血如豚肝，或致谵言语无节。

仲景云：阳明病加温针，则烦躁不得眠。阳明病被火劫，额上汗出，必发黄。瘀热在膀胱，蓄结成积，则下血如豚肝。太阳阳明被火劫，必谵语。

此皆误火之为病，切须仔细加分别。

张苗欲汗外迎之，却取烧蒸布桃叶。

陈廪丘问张苗，连发汗不出如何？苗云：亦可烧地，布桃叶，蒸湿之气，于外迎之，可得汗也。

第三十五证·可水不可水歌

太阳汗后不得眠，少与水饮当自痊。

仲景云：太阳病发汗后，若大汗出，胃中干燥，烦而不能眠，其人欲饮，当稍饮之，胃中和则愈矣。厥阴烦渴思得水，斟量多寡亦如然。

仲景云：厥阴病渴，欲饮水者，与水饮之，则愈也。

霍乱思水五苓妙，呕吐思水猪苓痊。

仲景云：霍乱头痛发热，身体疼痛，热多，饮水，五苓散主之。又云：呕吐而病在膈上，后必思水者，急与猪苓散饮之也。

过多反病成喘咳，胃冷应知呕哕愆。

小青龙证云：水停心下成喘咳。

仲景云：胃中虚冷，其人不能食，饮水则哕。

小噀皮上有粟起，水洗结胸热可怜。

仲景云：病在阳，当以汗解，而反以水之，若灌之，其人热却不得去，益烦，皮上粟起者是也。

仲景《玉函》云：结胸身热，以水洗之灌之则益热。

寒气得水即成噎，可否医工要达权。

噎，食不下也。仲景云：寸口脉浮大，医乃不知，而反饮冷水，令汗大出，以得寒气，冷必相搏，其人即噎。

第三十六证·可灸不可灸歌

少阴吐利时加呕，手足不冷是其候。

口中虽和背恶寒，脉来微涩皆须灸。

仲景云：少阴病，其人吐利，手足不逆冷，反发热者，不死。脉不足者，灸厥少阴七壮。又云：少阴一二日，口中和，背恶寒者，当灸之。又云：下利脉微涩者，灸厥阴可五十壮。

阴毒阳虚汗不止，腹胀肠鸣若雷吼。

面黑更兼指甲青，速灸关元应不谬。

宋迪《阴证诀》云：阴毒汗不止，腹胀肠鸣，面黧黑色，指甲青者，速灸关元一百壮至三百壮。

微数之脉却慎之，因火为邪恐难救。

仲景云：微数之脉，慎不可灸。因火为邪，则为烦逆，焦骨伤筋血，难复也。

脉浮热甚灸为难，唾血咽干诚戾谬。

仲景云：脉浮热甚，而灸之，则为实。实以虚治，因火而动，咽燥必吐血。自微数之脉以下，皆不可炙也。

第三十七证·可针不可针歌

太阳头痛经七日，不愈再传成大疾。

法中当刺足阳明，可使不传邪气出。

仲景《玉函》云：太阳病，头痛至七日，自当愈，其经竟故也。若欲再传者，刺足阳明，使经不传则愈也。

桂枝服了烦不解，风府风池刺无失。

仲景云：太阳病，服桂枝汤，而反烦不解者，当先刺风池、风府，却与桂枝汤服之则愈也。

经来经断刺期门，正恐热邪居血室。

仲景云：妇人中风，经水适来，又云：经水适断，热入血室者，刺期门，随其虚实而取之。

项强当刺大椎间，脉有纵横肝募吉。

仲景云：太阳与少阳并病，心下痞，头项强而眩，当刺大椎第一间。又曰：肝乘脾名纵，肝乘肺名横，皆当刺期门。期门，肝募也。

妇人怀身及七月，从腰以下如水溢。

当刺劳宫及关元，以利小便去心实。

仲景《玉函》云：妇人伤寒怀身，腹满，从腰以下重，如水气状。怀身七月，太阴当养不养，此心实。当刺劳宫及关元穴，小便利则愈。

大怒大劳并大醉，大饱大饥刺之逆。

熇熇之热漉漉汗，浑浑之脉安可失。

《素问》云：无刺熇熇之热、漉漉之汗、浑浑之脉。

浅深分寸自依经，此道相传休秘密。

第三十八证·伤寒可温歌

大抵冬宜热药温，下利少阴有二门。

大法，冬宜服温热药。

仲景云：法中可温者，有九证，皆下利与少阴两家而已。

腹满身痛先救里，脉来迟紧痛仍存。

仲景云：病发热头痛，脉反沉，若不差，身体更疼痛，用救其里四逆汤。又云：下利腹满，身体疼痛，先温其里，宜四逆汤。

仲景云：下利脉迟紧而痛未止者当温之，得冷者，满而便肠垢。

少阴膈上有寒饮，或加呕利病难分。

仲景云：少阴病，其人饮食入则吐，心中温温欲吐，复不得吐，始得之，手足寒，脉弦迟，若膈上有寒饮，干哕者，切不可吐，当温之。

脉沉微涩如斯证，四逆理中汤可温。

仲景云：少阴下利，脉微涩者，即呕。汗者必数更衣，反少，当温之。又云：脉沉者，急当温之，宜以四逆汤。仲景《玉函》云：诸温者，可与理中、四逆、附子汤，热药治之。

第三十九证·发热歌

太阳发热恶寒栗，阳明身热汗自出。

少阳发热多干呕，三阳发热证非一。

仲景云：发热而恶寒者，发于阳也。大抵三阳多发热。

太阳证云：啬啬恶寒，翕翕发热。故太阳发热则恶寒栗也。

阳明证云：身热汗出，不恶寒，反恶热，故阳明发热则自汗也。

少阳证云：头痛发热，胁下坚满，干呕，故少阳发热则呕。

大抵寒多为易治，热多寒少因寒极。

寒极生热，故热多者寒之极。寒多者病浅，故易治焉。

解热大小柴胡汤，更看浅深为妙术。

若发热无表证，当用大小柴胡汤。热浅者，宜小柴胡；热深者，宜大柴胡。小柴胡解肌，大柴胡正下之也。当以外证内脉为之准。

三阴初无发热证，唯有少阴两证实。

脉沉发热属麻黄，里寒外热宜四逆。

仲景云：少阴病始得之，反发热，脉反沉者，麻黄细辛附子汤主之。又云：少阴病，下利清谷，里寒外热，手足厥逆，通脉四逆汤主之。

第四十证·潮热歌

潮热为实当与下，仲景之言可凭藉。

仲景云：潮热者实也。大法当宜下。

更看脉息浮与沉，若但弦浮应未也。

浮为在表，沉为在里。若但弦浮，有表证在者，未可下。

恶寒脉浮表证在，与小柴胡汤勿下。

仲景云：阳明病，有潮热，若汗出多而微恶寒，其热不潮，勿与承气汤。

腹满不通小承气，但和胃气无多泻。

仲景云：若腹满而不大便者，可与小承气汤，微和其胃气，勿令大下。

潮热之证有三说，皆属阳明小柴诀。

一则潮热且吃噫，二则微热或溏泄。

仲景云：阳明中风，脉弦浮大而短气，腹都满，胁下及心痛，久按之气不通，鼻干，不得汗，其人嗜卧，一身及目悉黄，小便难，有潮热，时时哕，宜与小柴胡汤主之。又云：阳明病，发潮热，大便溏，小便自可，而胸胁满不去者，小柴胡汤主之。

三则日晡发其时，发已微利增呕哕。

哕，乙劣切，逆气也。仲景云：其人日晡而发潮热，若剧者，发则不知人。

太阳亦有一证存，惟是结胸发潮热。

仲景云：太阳重发其汗而复下之，不大便五六日，舌上燥而渴，日晡时小有潮热，从心下至小腹坚满而痛者，宜与大陷胸汤。

卷 三

第四十一证·往来寒热歌

阴阳相胜互争强，往来寒热亦何常。

先寒后热为阴盛，先热后寒责在阳。

阴阳交争，故往来寒热。阴气胜，故先寒后热，阳气胜，故先热后寒也。

此疾大约有三证，大小柴胡姜桂汤。

中风胸满不欲食，心烦喜呕小柴良。

仲景云：中风往来寒热，胸胁苦满，默默不欲食，心烦喜呕者，属小柴胡汤。

热结在里十余日，却是大柴胡克当。

仲景云：伤寒十余日，热结在里，往来寒热者，宜大柴胡汤证。

已汗复下胸胁满，柴胡姜桂保安康。

仲景云：伤寒五六日，已汗而复下之，胸胁满微结，小便不利，渴而不呕，但头汗出，往来寒热者，柴胡桂枝干姜汤主之。

第四十二证·汗之而热不退歌

已汗复下脉加躁，不食狂言谩祈祷。

此证谓之阴阳交，死候难医不可道。

《素问》云：汗出而身复热，脉躁病不解，汗衰，狂言不能食，病名为何也？曰：病名阴阳交也。此其人所以汗出者，皆生于谷，谷生于精。今邪气隐藏于骨肉之间而得汗者，邪衰而精胜，则当食而不发热。热者，邪气也。汗者，胃气也。今汗出而狂言不能食，邪盛也。死候可明矣。

得汗脉静自然生，汗后复热命难保。

得汗而脉静者生，躁者死。

脉若浮数可再汗，沉实之时下为好。

不得已，须当汗下之。浮尚可汗，沉实尚可下之。

风温之候属葳蕤，虚烦竹叶汤为宝。

风温自汗而热，属葳蕤汤。虚烦自汗出而热，不可下，宜竹叶汤。

更看虚实治为宜，可细斟量休草草。

淳于意诊齐中御府长信病，意称：脉法，热病阴阳交者死。今切之不交，并阴阳者，脉顺清而愈。其热虽未尽，犹活也。

第四十三证·下之而仍发热歌

病人脉微来又涩，误汗误下皆为失。

脉微则气虚，脉涩则血少，二者不可汗下。既下而又汗，荣卫皆虚，故发热也。

既汗亡阳斯恶寒，又下阴微还热极。

阴虚者，阳必凑之。既下则阴虚，故阳入阴分，所以内外皆热。

《素问》云：阳虚则外热，阴虚则内热，故热极也。

最忌阴阳皆已虚，热又不止病斯亟。

更有劳复并食复，失于调治并将息。

既下之后，必须身凉。今下之而复热者，不特汗下之误，亦有劳复、食复二证。劳复谓病后用力，食复谓饮食过度失于调治之所致。

新差血气尚虚羸，劳复生热无气力。

劳复则无力而少气。

脾胃尚弱食过多，食复发热还憎食。

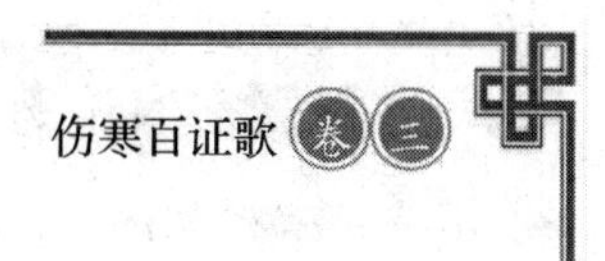

食复则发热呕吐，憎闻食臭矣。

小柴枳实栀子汤，数者用之宜审的。

第四十四证·恶寒歌

恶寒发热在阳经，无热恶寒病发阴。

仲景云：发热而恶寒者，病发于阳也，无热而恶寒者，病发于阴也。

阳宜发汗麻黄辈，阴宜温药理中宁。

发于阳宜桂枝、麻黄、青龙辈，发于阴宜四逆理中也。

啬啬恶寒桂枝证，汗后恶寒虚不任。

仲景云：啬啬恶寒，翕翕发热，桂枝汤证。
汗后恶寒，虚也。

脉微恶寒不可下，尚宜发汗莫令深。

脉微不可下，虽发汗，亦微发汗可也。

亦有头汗恶寒者，柴胡加桂值千金。

头有汗而恶寒者，仲景用小柴胡加桂汤。

汗已恶寒心下痞，附子增加入泻心。

仲景云：心下痞而复恶寒汗出者，附子泻心汤主之。方第十八。

第四十五证·背恶寒歌

背阳腹阴各异位，阳弱恶寒多在背。

《素问》云：背为阳，腹为阴。背恶寒者，阳弱也。

一则三阳合病生，一则少阴寒在外。

仲景云：三阳合病，额上生汗，背恶寒者，是其证。

仲景云：少阴病得之一二日，口中和，背恶寒者，当以灸，以附子汤主之。

欲识阴阳病不同，口和不和各分配。

仲景云：背恶寒，口不仁者，三阳合病也。又云：口中和，背恶寒者，少阴也。

合病口燥并不仁，白虎抑阳是其对。

仲景以白虎治背寒，抑退阳也。

少阴口和须灸之，附子汤兼阴自退。

解在上。

第四十六证·厥歌

厥有冷厥有热厥，脉证当须仔细别。

冷厥才病四肢冷，脉但沉微身不热。

冷厥初得，病便觉四肢逆冷，脉沉而微，身不甚热也。

足多挛卧并恶寒，引衣自覆仍不渴。

仲景云：凡厥者，阴阳之气不相顺接便为厥。厥者，手足厥冷是也。故多足拘挛，外恶寒，引衣自覆，不烦渴。

热厥身热头且痛，三四日内厥方发。

半日之间热复回，扬手掷足烦躁列。

热厥与冷厥，本自不同。冷厥才病便厥；热厥必四五日内方发，半日之间热复来也，扬手掷足，心中烦躁。

要之热深厥亦深，热微厥亦微相侵。

仲景云：伤寒一二日至四五日厥者，必发热，前厥者后必热。厥深热亦深，厥微热亦微。厥应下之，而发汗者，必口伤烂赤。

血气不通手足冷，医人不识却疑阴。

其脉沉伏而更滑，头面有汗指甲温。

沉伏而滑，伏热在内也。四肢虽厥，指爪必温，皆阳实也，急下之则愈。

又有正汗来相逼，两手一手忽无脉。

手足厥冷面不泽，细辛甘草汤脱厄。

朱肱云：忽然两手一手无脉，手足厥冷者，恐是正汗来，故有此证，用细辛甘草汤以助其汗，汗出则可愈。

心下怔忪厥有水，脉紧厥时邪在里。

怔忪，惧貌。心动不定，惊也。

仲景云：伤寒厥而心下悸，先治其水，当与茯苓甘草汤以治厥，不尔，其水入胃，必利。

又云：病者手足冷，脉乍紧者，邪结在胸，心下满而烦，即不能食，病在胸中，当吐之，宜用瓜蒂散。

发热七八日身冷，此名脏厥为难治。

仲景云：伤寒脉微而厥，至七八日肤冷，其人不安，此为脏厥，非蛔厥也。蛔厥者，其人当吐。

第四十七证·结胸歌

病发于阳下之早，热气乘虚心懆懆。

仲景云：病发于阳而反下之，热入因作结胸，所以成结胸者，下之早故也。

按之石硬头项强，此是结胸证分晓。

仲景云：结胸者，头项亦强，如柔痉状，下之则和。

又云：其脉浮紧，心下痛，按之如石坚。

脉浮与大未可下，先汗后下无颠倒。

仲景云：其脉浮大，不可下，下之则死。

热毒上攻结在胸，枳实理中应恰好。

大抵结胸未辨虚实，先与理中加枳实佳。

大抵结胸有三说，大结小结并水结。

有大结胸，有小结胸，有水结胸。仲景云：但结胸无大热者，此为水结，在胸胁也，但头汗出者，大陷胸汤治。

更有寒热二证存，热实寒实宜区别。

仲景云：太阳病，从心下至小腹满痛，不可近者，大陷胸汤主之，此大结胸也。

又云：小结胸病，正在心下，按之痛，脉浮滑者，小陷胸汤主之。此小结胸也。

又云：伤寒结胸热实，脉沉紧，心下痛，大陷胸汤主之。此热实者也。

又云：寒实结胸，无热证者，三物小陷胸汤，白散亦可服。此寒实者也。

此外有证名脏结，脉浮关小沉细绝。

仲景云：饮食如故，时时下利，寸脉浮，关小细沉紧，名曰脏结，舌上白苔滑者，难治也。

舌上滑苔不可医，痛引阴筋当死别。

仲景云：病者胁下素有痞，而在脐旁，痛引小腹，入阴筋者，此名脏结，死也。

结胸之状如痓病，从心至脐不可近。

仲景云：结胸者，项亦强，如柔痓状。又云：从心以下至脐，不可近，大陷胸汤主之。

心中懊侬并躁烦，阳气内陷非虚硬。

硬，固也。仲景云：膈内拒痛，胃中空虚，客气动膈，短气烦躁，心中懊侬，心下因硬，则为结胸也。

第四十八证·痞歌

痛为结胸否为痞，关脉皆沉本同类。

仲景《玉函》云：发于阴而反下之，因作痞。仲景《伤寒论》云：病发于阳而反下之，热入因作结胸。病发于阴而反汗之，因作痞。盖痛则为结胸，不痛则为痞。结胸与痞，脉浮，关脉皆沉。

关上若浮且泻心，发渴烦躁五苓对。

仲景云：心下痞，按之濡，其脉关上浮者，大黄黄连泻心汤主之。仲景云：心下痞，与泻心汤。其人渴而口烦躁，小便不利者，用五苓汤主之。

桔梗枳实汤最佳，先与服之使行气。

晋人治痞气，多作桔梗枳实汤，往往便差，以其下气故尔。

下利雷鸣心下硬，甘草泻心汤可治。

仲景论中泻心汤加减有五证，皆为痞气而设也。但满而不痛者，宜半夏泻心汤；色黄手足温者，黄连泻心汤；恶寒汗出者，附子泻心汤；干呕食臭，胁下有水气者，生姜泻心汤；雷鸣心下硬，心烦不得安者，甘草泻心汤也。

第四十九证·发黄歌

寒湿在里不能散，热蓄脾中成此患。

湿热宿谷更相搏，郁塞不消黄色绽。

巢氏云：寒湿在里则热蓄于脾胃，腠理不开，瘀热与宿谷相搏，烦郁不得消，则大小不通，故身体面目皆变黄色。

头面有汗齐颈止，渴饮水浆曾莫间。

仲景云：但头汗出，余处无汗，齐颈而还，小便不利，身必发黄也。

浮滑紧数脉来时，茵陈五苓皆可选。

茵陈蒿汤、五苓散皆可选用之。

瘀血之证亦相类，大便必黑此其异。

血证其间多发狂，要须辨别无乖戾。

发黄与瘀血，其证相似，皆因瘀热在里故也。但发黄者，小便多不利，瘀血则小便利，小腹硬满，大便黑色。仲景云：太阳病六七日，表证仍在，脉微而沉，及不结胸，其人发狂者，以热在下焦，少腹当硬满；小便自利者，下血乃愈。所以然者，以太阳随经，瘀热在里故也。又云：小便自利，其人如狂者，血证谛也。

白虎之证亦身热，大率异同难辨别。

白虎不能遂发黄，盖为周身汗发越。

白虎与发黄证亦相似，但白虎周身发汗，故不能黄。发黄证则余处无汗，齐颈而还。

更有中湿并中风，发黄大抵亦皆同。

湿则熏黄身尽痛，目黄风中气难通。

仲景云：湿家之为病，一身尽痛，发热，身色如熏黄。又有中风黄者，但目黄，气难通也。

第五十证·发狂歌

发狂二证当别白，阳毒蓄血皆凭脉。

发狂有二证，有阳毒发狂，有蓄血发狂。

阳毒发狂多干呕，烦躁脉实并面赤。

《难经》云：重阳者狂，重阴者癫。

蓄血如狂脉沉微，但欲嗽水不咽入。

小腹硬满小便利，不发寒热大便黑。

仲景云：阳明病七八日，表证仍在，脉微而沉，反不结胸，其人发狂者，以热在下焦，小腹当硬满；小便自利者，下血乃愈。所以然者，以太阳随经瘀热在里故也，抵当汤主之。

大抵当汗而不汗，热化为血如何散。

血上蓄兮喜忘多，血下蓄兮还闷乱。

《素问》云：血在上则忘，血在下则狂。

更有火劫发狂时，桂枝救逆汤加减。

仲景云：伤寒之脉浮，而医以火迫劫之，亡阳惊狂，卧起不安，属桂枝去芍药加蜀漆牡蛎龙骨救逆汤治。

第五十一证·发斑歌

温毒热病证两般，发斑瘾疹满身间。

仲景云：风气相搏，则为瘾疹，身体为痒，痒者为泄风。

温毒冬月冒寒气，至春始发在皮端。

此证谓冬月冒寒，至春阳气盛，发于表肤者。

热病表虚而里实，热毒不散锦文斑。

不可发汗重开泄，升麻汤辈可求安。

巢氏云：热病在表，已发汗未解，或吐下后，热毒气不散，烦躁谬语，此为表虚里实，热气燥于外，故身体发斑如锦文。凡发斑不可用发汗药，令疮重开泄，更增斑烂也，宜升麻元参汤。热毒乘虚入胃，胃烂故发斑。其热微者赤斑出，剧者黑斑出。赤斑出者五死一生，黑斑出者十死一生。

第五十二证·发喘歌

伤寒喘急是其常，先论阳明及太阳。

太阳无汗麻黄证，阳明潮热小承汤。

仲景云：太阳病，头痛发热，身疼腰痛，骨节疼痛，恶风，无汗而喘者，麻黄汤主之。又一证：太阳病，下之微喘者，表未解也，桂枝加厚朴杏子汤主之。又一证：下后不可更行桂枝汤，若汗出而喘无大热者，可与麻黄杏子甘草石膏汤。

仲景云：潮热短气，腹满而有潮热者，小承气汤主之。

水停心下喘而咳，加减青龙必可当。

仲景云：伤寒表不解，心下有水气，发热而咳，或渴或利，小腹满而喘者，小青龙汤。

阴证喘时须喘急，返阴丹辈用为良。

阴证喘与阳证异，其喘必急，宜用返阴丹主之。

第五十三证·发渴歌

脉浮而渴太阳病，有汗而渴阳明证。

渴而自利属少阴，三者不同须审订。

仲景云：发汗已，脉浮数烦渴者，五苓散主之。

又云：阳明病，汗出多而渴者，不可与猪苓汤，以其汗多，胃中燥，猪苓复利其小便故也。

又云：少阴病，其人欲吐，复不得吐而烦，但欲寐，五六日自利而渴者，属少阴。此三证渴虽同，其病则异也。

自非大渴莫与水，小渴唯宜滋润尔。

若令剧饮心下满，变成水结难调理。

仲景云：太阳病，胃中干燥，烦不得眠，其人欲饮水，当稍饮之，胃中和则愈。

渴太阳，无汗休供白虎汤。

汗后脉洪方可与，此证思之要审量。

太阳病，须汗后渴，方可行白虎，亦须白虎加人参也。仲景云：伤寒脉浮发热无汗者，表未解，不可与白虎汤；渴者，白虎加人参主之。

渴阳明，有汗且休供五苓。

小便不利汗仍少，脉浮而渴用为精。

仲景云：阳明病，汗出多而渴者，不可与猪苓汤，以汗多胃中燥，猪苓复利其小便故也。又云：若脉浮发热，渴欲饮水，小便不利，猪苓汤主之。

阳毒躁盛黑奴用，中暑黄连圆酒蒸。

黑奴圆，《千金》方也。酒蒸黄连圆，《活人书》方。二药虽非仲景之方，然治阳毒、中暑，最为有效。

第五十四证·吐血歌

诸阳受病蕴邪热，在表当汗汗不发。

巢源方云：吐血者，皆由诸阳受邪，热初在表，应发汗而汗不发，致使热毒入深，结于五脏，内有瘀积，故吐血也。

热毒入深结在中，瘀血既停须吐血。

轻者犀角地黄汤，重者抵当方能绝。

《小品》犀角地黄汤，主伤寒及温病。应发汗而不发之，内瘀蓄血，及鼻衄吐血者，此汤主之。抵当汤治瘀血在内。

大下寸口脉沉迟，吐血升麻安可缺。

阳毒升麻汤证云：伤寒服药吐下之后便成阳毒，或吐血下痢，其脉浮大数，面赤斑如锦文，唾脓血者，此汤主之。

第五十五证·衄血歌

太阳阳盛必须衄，衄已解时何幸福。

巢氏云：脉浮紧发热，其身无汗，自衄者愈。盖太阳病，有因衄血而便自解者。

浮紧无汗系麻黄，脉浮自汗桂枝属。

二者服之不中病，脉尚如前宜再服。

仲景云：伤寒脉浮紧，不发汗，因致衄者，麻黄汤主之。故自汗脉浮者，宜桂枝也。麻黄桂枝正分表里，服之不中病，尚宜再服，此《活人书》之意也。予谓此候不可不审察细详。

仲景之书又云：阳明病，口燥，但欲饮水不咽入者，此必衄。衄家不可攻其表，汗出额上陷，直视，不能眠，不得眴。又云：亡血家，不可攻其表，汗出则寒栗而振。

衄后脉微血已虚，慎勿服之令病笃。

且看犀角地黄汤，不止茅花须预速。

若脉微血虚，则麻黄桂枝皆不可用也。《小品》犀角地黄汤，《活人书》云茅花汤皆可用。

阴证本来无此候，少阴强发红来触。

下厥上竭不可医，血流口鼻或耳目。

仲景云：少阴病，但欲无汗而强发之，则衄血，不知从何道出，或从口鼻耳目中出，是为下厥上竭，为难治。

第五十六证·吃噫歌

胃虚为哕名吃噫，多因吐下缘虚极。

吃，声哑，语难也。噫，胸气，饱出息。

古人方书无吃字，惟有哕。朱肱以哕者，吃气也。

橘皮干姜退阴散，或灸乳下皆得力。

灸法见《活人书》并《良方》中。

又有阳明小柴胡，视其前后部何如。

仲景云：伤寒哕而渴者，视其前后，知何部不利，利之则愈。

因虚攻热必生哕，仲景言之岂妄欤。

仲景云：其人本虚，攻其热必哕。哕，火外切，又于月切，逆气也。

更有一证欲作汗，阴阳升降致屯如。

胃气上逆无休止，逡巡中汗自然除。

庞安常说。

第五十七证·谵语歌

实则谵语虚郑声，两般相似最难明。

仲景云：实则谵语，虚则郑声。郑声者重语也。直视谵语而喘满者死，下利不止亦死矣。

大小便利手足冷，更兼脉细是虚形。

此郑声之证也。

脉来洪数二便秘，谵语为因实得名。

谵语之证本非一，或因下利或胃实。

仲景云：下利而谵语为有燥屎，承气汤主之。又云：阳明病，其人多汗，津液外出，胃中燥，大便必坚，坚者谵语，承气汤主之。

三阳合病或瘀血，或是热入于血室。

仲景云：三阳合病，腹满身重，难以转侧，口中不仁，谵语。又云：胁下满如结胸状，其人谵语，此皆热入血室。

大抵发热阳脉生，反见阴脉斯为逆。

谵语发热，见阳脉者生，见阴脉者死。

第五十八证·烦躁歌

伤寒烦躁证如何，阳明证与少阴科。

阳明脉长大便秘，伤风之候太阳多。

仲景云：阳明脉长，自汗出，医复重发其汗，其人微烦不了了者，此大便坚也。

仲景云：太阳病服桂枝汤，烦不解者，宜刺风池、风府，却与桂枝汤。又云：服桂枝汤复大烦渴不解，脉洪大者，白虎汤。

阴盛阳虚亦烦躁，少阴之证莫令讹。

大抵阴盛阳虚亦烦，故少阴证多烦躁。少阴肾也，肾恶燥，故热邪传入肾经，则烦躁宜矣。仲景云：少阴病恶寒而倦，则自烦，欲去其衣者可治。

又云：自利烦躁不得眠者死。

汗下而烦医者误，病解而烦气未和。

仲景云：伤寒吐下发汗，虚烦，脉甚微，八九日，心下坚痞，经脉动惕者，久而成萎。

更有虚烦宜竹叶，莫作伤寒致误佗。

孙兆云：虚烦热疾，与伤寒相似。得病二三日，脉不浮不恶寒，身不疼痛，但热而烦，非表候，不可发汗。如脉不紧实，病但热或不烦，非里实，不可下。汗下必危损，但用竹叶汤主之。其病自然而愈也。

第五十九证·懊侬歌

伤寒懊侬意忡忡，或实或虚病胃中。

懊，于告反。侬，《千金》音作农，《外台》云奴冻切。

结胸下早阳内陷，阳明误下胃虚空。

懊侬证有三。此一证，胃中因下空虚而致也。

仲景云：胃中空虚，客气动膈，短气烦躁，心中懊侬，阳气内陷，心下因硬，则为结胸。又云：阳明证，其脉浮紧，下之则胃中空虚，客气动膈，心中懊侬，舌上白苔者，栀子汤主之。若渴欲饮水者，白虎汤主之。

客气动膈心中躁，栀子汤兼大陷胸。

结胸，陷胸汤主之；白苔，栀子汤主之。

胃中燥屎宜承气，腹满头坚不可攻。

此一证，胃中下后有燥屎也。仲景云：阳明病下之，心下懊侬微烦，胃中有燥屎者可攻。其人腹微满，头硬后溏者，不可下之。有燥屎者，宜承气汤主之。

第六十证·怫郁歌

怫郁有虚亦有实，要须仔细明证脉。

怫，音拂。盖燥屎者实也，吐下者虚也。

燥屎唯宜承气汤，吐下极虚胃寒疾。

仲景云：病者小便不利，大便乍难乍易，时有微热，怫郁不得卧，有燥屎故也，承气汤主之。

仲景云：伤寒大吐下后，极虚复极汗者，其人外气怫郁，复与之水，以发其汗，因得哕，所以然者，胃中寒冷，故致此也。

火熏汗出目须黄，二阳并病面还赤。

仲景云：寸口脉阳浮阴濡而弱，医如火熏，郁令汗出，客热因火而热发，怫郁蒸肌肤身目为黄。

仲景云：二阳并病，太阳初得病时，先发其汗，汗先出不彻，因转属阳明，续自微汗出，设面色缘缘正赤者，阳气怫

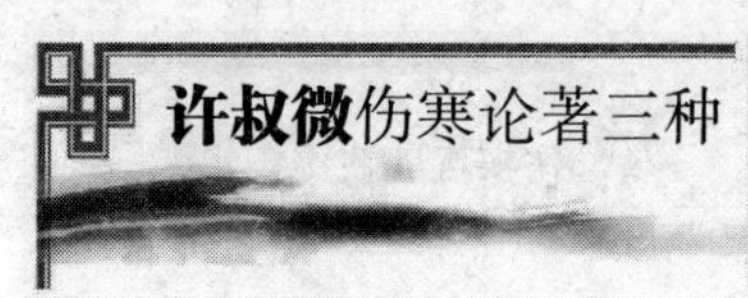

郁，当解之、熏之也。

脉来洪大荣气长，随经医治何由失。

仲景云：寸口脉洪而大者，荣气长，荣气长则阳盛怫郁不得出声。

卷 四

第六十一证·惊惕歌

伤寒何故生惊惕，吐下温针或火力。

或因吐下，或因温针，或因火劫。

下之谵语牡蛎汤，妄用温针于理逆。

仲景云：伤寒八九日，下之，胸满烦惊，小便不利，谵语，一身尽痛，不可转侧者，柴胡牡蛎龙骨汤主之。

仲景云：太阳伤寒，加温针，必惊也。

风温被火多瘛疭，阳明被火汗流出。

仲景云：风温被火者，微发黄色，剧则如惊痫，时瘛疭，若火熏之。一逆尚引日，再逆促命期。

仲景云：阳明病被火，额上微汗出。发热汗出不恶寒，加温针者，必怵惕烦躁不得眠。

脉浮火劫必亡阳，三者不同同此疾。

仲景云：伤寒脉浮，医以火迫劫之，亡阳，必惊狂，卧起不安者，桂枝去芍药加蜀漆牡蛎龙骨救逆汤。

少阳中风耳无闻，吐下悸惊常惕惕。

仲景云：少阳中风，两耳无所闻，目赤，胸中满而不烦，不可吐下，吐下则悸而惊。

第六十二证·心悸歌

伤寒心悸有多端，大抵三阳不一般。

仲景云：悸证有八九皆属三阳。

太阳便利多饮水，阳明烦呕小便难。

仲景云：太阳病，小便利者，以饮水多，心下悸；小便少者，必苦里急也。

仲景云：伤寒五六日，中风，往来寒热，心下悸，小便不利，心烦喜呕者，小柴胡汤主之。

少阳吐下仍虚悸，误汗烦时胃内干。

仲景云：少阳中风，两耳无所闻，目赤，胃中满而烦，不可吐下，吐下则悸而惊。

仲景云：伤寒，其脉弦细，胁痛发热，此属少阳。少阳不可发汗，发汗则谵语。为属胃，胃和则愈，胃不和则烦而悸也。

脉来结代炙甘草，小建中行三日间。

仲景云：伤寒脉结代，心动悸，炙甘草汤主之。方第三十九。

仲景云：伤寒二三日，心中悸者，小建中汤。

汗过自冒桂甘证，肉瞤真武定须安。

此二证，自汗过而悸也。

仲景云：发汗过多，其人叉手自冒心，心下悸，欲得按者，桂枝甘草汤，方第二十七。

又云：太阳病发汗，汗出不解，其人仍发热，心下悸，头眩身瞤动，振振欲擗地者，真武汤主之，方第四十二。

第六十三证·冒闷歌

二阳并病必须冒，宜刺大椎当慎表。

仲景云：太阳少阳并病，头痛，或眩冒，时如结胸痞硬，当刺大椎第一间、肺俞、肝俞，慎不可发汗。

下利面赤脉沉迟，汗出心中常郁懊。

仲景云：下利，脉沉迟，其人面少赤，身有微热，下利清谷者，必郁冒汗出。

吐下汗后或动经，汲水灌身那得好。

伤寒吐下后，发汗，虚烦，脉甚微，八九日，心下痞硬，气上冲咽喉，郁冒，经脉动惕者，久而成痿。

仲景云：荣卫中风。医为大热，解肌发汗，热不止，又汲水灌其身，栗栗振寒，则以重被覆之，故汗出而冒烦。

汗下表里已先虚，汗出表和痊可保。

仲景云：太阳病下之而不愈，先复发汗，以此表里俱虚，其人必冒，冒家汗出自愈。所以然者，汗出表和故也。

第六十四证・干呕歌

阳明胃络从头走，气上逆行须便呕。

呕者，胃不和也。胃之络从头走足，今气上行而逆，故呕也。

阳明多呕小柴胡，胸中有热黄连候。

仲景云：伤寒五六日，中风，往来寒热，心烦喜呕，或胸中烦而不呕，小柴胡汤。

仲景云：伤寒胸中有热，胃中有邪气，腹中痛，欲呕吐者，黄连汤主之。

水停心下茯苓甘，先呕后渴五苓救。

发汗吐下后，心下逆满者，茯苓甘草汤。又方，心下有水气干呕者，小青龙汤主之。

仲景云：呕而渴者，五苓散主之。

汗后余热竹叶汤，烦虚栀子豉汤授。

汗后虚烦、呕逆者，竹叶汤或橘皮汤。

烦虚者，栀子豉汤主之。得吐勿服余者。呕而有痈脓者，不可治呕，脓尽乃愈。

又有少阴呕证存，真武汤中加减否。

仲景云：少阴病，二三日不已，至四五日，腹痛，小便不利，四肢沉重疼痛而利，此为有水气，其人或咳，或小便自利，或下利，或呕者，真武汤主之。论中有加减之法。

第六十五证·吐逆歌

吐有冷热两证异，内脉外形当仔细。

吐有胃冷，有胃热者，当以内脉外形辨之。

烦渴脉数手心热，此是胃热之所致。

孙尚药云：脉来数，手心热，烦渴者，胃热也，竹茹汤证。

曾经汗下关脉迟，胃中虚冷理中治。

关脉迟，胃虚也，理中圆及汤主之。

膈上寒痰四逆汤，汗后虚烦竹叶已。

仲景云：若膈上有寒，欲干呕者，不可吐，当温之，宜四逆汤。

汗后虚烦呕吐者，竹叶并橘皮汤证。

少阴欲吐复不吐，必竟吐之当审记。

仲景云；少阴病，其人饮食入则心中温温欲吐，复不得吐，始得之，手足寒，脉弦迟，此胃中实也，不可下，当吐之。

第六十六证·霍乱歌

呕吐而利名霍乱，四肢逆冷诚斯患。

仲景云：病有霍乱者，何也？答曰：呕吐而利，此名霍乱。

寒多不饮理中圆，热多而渴五苓散。

仲景云：霍乱而头痛发热，身体疼痛，热多欲饮水，五苓散；寒多不饮水者，理中圆主之。

又云：吐利汗出，发热恶寒，四肢拘急，手足厥，四逆汤主之。

暑月忽然心撮痛，两脚转筋多冷汗。
上吐下利并躁烦，水沉香薷煎数盏。

暑月阴阳不和，清浊相干，食饮饫饱，伤于脾胃而又取凉就冷，阴阳交错，变成吐利，三焦混乱，腹中撮痛，大渴而烦，两脚转筋者，当用香薷散主之。

第六十七证·头疼歌

三阳往往病头疼，随证医治各异能。

三阳经络上至于头，三阴至胸中而还，故三阳之邪至头，必头疼也。

太阳身热麻黄证，无热阳明胃气蒸。

仲景云：太阳病，头疼发热，身疼，无汗而喘者，麻黄汤主之。

仲景云：阳明病，手足若厥者，其人头必痛，若不呕不饮，手足不厥者，其头不痛。

少阳受病脉弦细，小柴胡证自分明。

仲景云：伤寒，其脉弦细，头痛发热，此为属少阳。少阳不可发汗，发汗则谵语，为属胃，胃和则愈，不和则烦而悸。

三阴太少无头痛，为是厥阴之证形。

三阴之中，太阴、少阴无头痛，惟厥阴有也。

非时忽有痟首疾，必是停痰湿气并。

停痰湿气亦令人头痛。

第六十八证·胁痛歌

少阳胆经循胁过，邪入此经痛无那。

仲景云：少阳经络循胁贯耳，因邪在此，则胁痛而耳聋。

心下坚满引胁痛，十枣医治定须可。

仲景云：太阳中风，吐、下、呕，头痛，心下痞坚满，引胁下痛，表解里未和者，十枣汤主之。

阳明坚满大便结，项强不食并潮热。

因而转入少阳经，唯小柴胡汤紧切。

仲景云：阳明病，不大便，胁下坚满，舌上有苔者，可与小柴胡汤。又云：项强胁下满者，可与小柴胡汤。又云：伤寒五六日，中风，往来寒热，胸胁苦满，默默不欲食，小柴胡汤主之。又云：阳明病不解，转入少阳，胁下坚满，干呕者，小柴胡汤主之。

病人痞积贯脐旁，痛引阴筋名脏结。

仲景云：病者胁下痛，素有痞积在脐旁，痛引小腹入阴筋者，名脏结。

第六十九证·腹痛歌

腹痛有实亦有虚，要观证与脉何如。

尺脉带弦并泄利，阳明虚痛建中须。

仲景云：伤寒，阳脉涩，阴脉弦，法当腹中急痛，先与小建中汤。

关脉若实大便秘，更加腹满实中居。

仲景云：病人不大便，绕脐腹痛，烦躁，发作有时，为有燥屎。

阴证腹痛四逆散，下之腹痛桂枝祛。

仲景云：少阴病四逆，其人或咳或悸，小便不利，或腹中痛，泄利下重者，四逆散主之。又云：少阴病，下利清谷，里寒外热，脉微欲绝，脉不出或腹痛，通脉四逆汤主之。又云：少阴病，二三日不已，至四五日，腹痛，小便不利，真武汤主之。

太阳病，医反下之，因腹满时痛，属太阴，桂枝加芍药汤主之；大实痛者加大黄汤也。

胃中有邪胸中热，呕吐黄连汤可除。

仲景云：伤寒胸中有热，胃中有邪气，腹中痛，欲呕吐者，黄连汤主之。

第七十证·咽痛歌

咽痛阴阳各异宜，要须脉证两参之。

脉浮而数吐脓血，此是阳毒之所为。

伤寒脉浮数而大，唾脓血，《千金》《外台》有乌扇膏治之。

脉沉兼细手足冷，或加吐利少阴兮。

仲景云：少阴法当咽痛而复吐利。

少阴阴阳脉俱紧，亡阳汗出要医治。

仲景云：其脉阴阳俱紧，而反汗出，必亡阳，病属少阴。

又有伏气之为病，非常寒冷着人肌。

咽喉先痛次下利，作肾伤寒方可医。

仲景云：伏气之病，以意候之，今月之内，欲有伏气。假令旧有伏气，当须脉之。若脉微弱者，当喉中痛似伤，非喉痹也。病人云：实喉中痛，虽尔今复欲下利。

第七十一证·咳嗽歌

咳嗽三经要辨明，太阳阳明与少阴。

太阳停水青龙候，小柴治咳值千金。

仲景小青龙二证皆云：心下有水气，干呕发热而咳者，小青龙汤主之。

又云：心下有水气，咳而微喘者，小青龙汤。

仲景云：中风七八日，心下悸，小便不利，身有微热或咳者，小柴胡汤主之。

阳明能食咽必痛，咳时头痛定难禁。

仲景《金匮》云：冬阳明，但头眩不恶寒，故能食而咳者，其人咽必痛，不咳者咽不痛。

又云：冬阳明，反无汗，小便利，二三日呕而咳，手足厥者，其人头必痛；若不呕不咳手足不厥者，头不痛。

少阴烦渴猪苓治，泄利须还四逆灵。

仲景云：少阴病下利六七日，咳而呕渴，心烦不得眠者，猪苓汤主之。又云：少阴四逆，其人或咳，小便不利，腹中痛，泄利者，四逆汤。

忽然水气因生咳，真武汤功效最深。

仲景云：少阴病二三日不已，至四五日，腹痛小便不利，四肢沉重，疼痛而利，此为有水气，其人或咳，或小便自利，或下利，或呕，真武汤主之。

第七十二证・遗尿歌

风温被下必失溲，鼾睡难言自汗流。

仲景云：风温为病，脉阴阳俱浮，自汗出，身重，多眠睡，鼻息必鼾，语言难出。若被下者，小便不利，直视失溲。

三阳合病身体重，不觉遗尿也可忧。

仲景云：三阳合病，腹满身重，难以转侧，口不仁，面垢，谵语，遗尿。发汗则谵语，下之则额上生汗，手足厥冷。自汗宜白虎汤主之。

下焦不归亦遗溺，三者依方病可瘳。

仲景云：下焦不归其部则遗溲。以上三证，随证治之可愈。

忽然直视并狂语，肾绝如何得久留。

仲景云：溲便遗失，狂言，反目直视者，此为肾绝也。

第七十三证·腹满歌

太阴腹满必时痛，合病腹满身体重。

仲景云：太阴之为病，腹满吐食不下，下之甚，腹满时痛。

仲景云：三阳合病，腹满身重，难以转侧。

阳明腹满口苦干，微喘小柴胡可用。

仲景云：阳明中风，口苦咽干，腹满微喘，发热，脉浮而紧，下之则腹满而小便难也。

谷疸之时且调胃，潮热更兼便不利。

仲景云：阳明病，脉迟，欲成谷疸，下之则腹满。

勿令大下使之虚，微和胃腑宜承气。

仲景云：阳明脉迟，腹满而喘，有潮热，小承气汤主之。又云：腹大满而不大便者，小承气微和其胃气，勿令大下。

下后心烦而腹满，栀子厚朴汤宜尔。

仲景云：伤寒下后心烦腹满，卧起不安者，栀子厚朴汤。

汗后厚朴最为佳，吐后小承当审谛。

仲景云：发汗后腹胀者，厚朴五物汤。

仲景云：伤寒吐后腹满者，小承气汤主之。此一证当仔细辨之。

太阴桂枝芍药汤，大实大黄汤可治。

仲景云：太阳病，医反下之，因腹满时痛，属太阴，桂枝芍药汤；大实痛则用大黄汤主之。

第七十四证·蛔厥歌

胃冷仍加发汗重，因成蛔厥吐长虫。

病源本属厥阴证，宜用乌梅与理中。

仲景云：蛔厥者，其人当吐蛔，今病者静而复时烦，此为脏寒，蛔上入其膈，故须臾得止，得食而呕，又烦者，蛔闻食臭必出，其人当自吐蛔，乌梅圆、理中圆主之。

第七十五证·自汗歌

伤寒自汗证有九，卫不和兮桂枝候。

仲景云：病人脏无他病，时发热自汗出而不愈者，此卫气不和也，先其时发汗则愈，宜桂枝汤。

风温风湿及伤风，中暑亡阳柔痓有。

仲景云：风温为病，脉阴阳俱浮，自汗出，身重多眠睡。

此风温自汗也。仲景云：湿家之为病，其人头汗出，背强，欲得覆被向火。又云：额上汗出微喘，此风湿自汗也。仲景云：太阳中风，阴弱者汗自出，此伤风自汗也。

仲景云：太阳中暍者，其人汗出恶寒，身热而渴。此中暑自汗也。仲景云：伤寒自汗出，小便数，心烦，微恶寒，脚挛急，桂枝加附子人参。其间增桂令汗出，附子温经，亡阳故也。又云：脉阴阳俱紧，而反汗出，为亡阳，属少阴。此亡阳自汗也。仲景云：太阳病，发热汗出不恶寒，名曰柔痓，此柔痓自汗出。

霍乱下利四肢逆，阳明多汗津液漏。

仲景云：霍乱，吐利汗出，发热恶寒，四肢拘急，手足厥冷，四逆汤主之。

仲景云：阳明病，阳脉微而汗出少者为自和，汗多者太过。太过者阳积于内，亡津液，大便因坚也。

少阴无汗或有之，额上手背时时透。

仲景云：阴不得有汗，故知非少阴也。少阴有汗，但额上手背有耳。宋迪《伤寒阴证诀》云：阴病额上手背皆有冷汗，三二日中尚可行。

随证治疗莫令差，更看病形深体究。

第七十六证·头汗歌

病人里虚而表实，玄府不开腠理密。

无能作汗润皮肤，阳气上行头上出。

津液既竭五内干，误下重虚成大疾。

病人表实，玄府不开，汗不能浃于周身，故上腾而发于颈额也。汗既出多，五脏津液寡少，又重责之以汗，必成大疾。

头有汗兮多涂径，剂颈而还发黄病。

仲景云：若不结胸，但头汗出，余处无汗，齐颈而还，小便不利，多必发黄。

往来寒热表未解，手足冷时非阴证。

仲景云：伤寒五六日，其人已发汗而复下之，胸胁微满硬，小便不利，渴而不呕，但头汗出，往来寒热而烦，此为未解，小柴胡汤桂枝汤。

仲景云：伤寒七八日，头汗出，微恶寒，手足冷，心下满，口不欲食，大便坚，其脉细，此为阳微结，有表复有里也。脉虽沉紧不得为少阴，所以然者，阴不得有汗，今头汗出，故知非少阴也，可与小柴胡汤。

肝乘肺部刺期门，心中懊侬栀子应。

仲景云：伤寒发热，啬啬恶寒，其人大渴欲饮酢浆，其腹必满，身自汗出，小便利，其病欲解，此肝乘肺，名曰横，当刺期门。期门穴在乳下。

仲景云：阳明病下之，其外有热，手足温，不结胸，心中懊侬，若饥不能食，但头有汗出者，宜用栀子汤主之。

膈间坚满茯苓汤，六者看详宜审订。

第七十七证·欲得汗歌

阳加于阴有汗期，过关之脉要须知。

《素问》云：阳加于阴，谓之有汗，俗谓过关之脉也。

有时两手忽无脉，恰似重阴欲雨时。

有时一手无脉，或两手无脉者，有汗证也。

病人本虚必发颤，不虚得汗颤何为。

不颤不汗自然解，阳阴和顺更何疑。

先曾吐下并亡血，内无津液故如斯。

仲景云：病有战而汗出，因得解者何也？答曰：脉浮而紧，按之反芤，此为本虚，故当战而汗出也。若脉浮而数，按之不芤，此人本不虚，若欲自解，但汗出耳，不发战也。病有不战、不汗出而解者，何也？答曰：其脉自微，此以当发汗，若吐，若下，若亡血，内无津液，此阴阳自和，必自愈。

止爱濈濈周身润，来时最忌水淋漓。

凡得汗，欲令手足皆周，漐漐一时益佳，但不欲流漓。

汗出如油是恶证，忽加喘急病倾危。

仲景云；汗出如油，喘而不休，此为命绝也。

停痰癥癖皆隔汗，先须荡涤要医治。

伤寒最怕先有宿患，如痰饮癖块皆能隔汗，不能得。先开达渠道，经络通为佳。

水升火降阴阳合，大汗来时命得回。

肾水升，心火降，坎离得交，阴阳合和，必大汗至矣。

第七十八证·舌上苔歌

阴阳俱紧鼻出涕，舌上苔滑勿妄治。

蜷卧恶寒多呕痰，腹内痛者须成利。

仲景云：脉阴阳俱紧，口中气出，唇口干燥，蜷卧足冷，鼻中涕出，舌上苔滑，勿妄治也。至七八日以来，其人微发热，手足温者，此为欲解。或到七八日以上，反大热者，此为难治。设使恶寒者，必欲呕也，腹内痛者，必欲利也。

阳明湿痹并脏结，色白苔滑多在舌。

二证见下文。

脏结无阳不可攻，湿痹丹田应有热。

仲景云：脏结者无阳证，不往来寒热，其人反静，舌上滑苔者，不可攻。

仲景云：湿痹之候，舌上有苔者，以丹田有热，胸中有寒。湿痹，中湿也。

阳明懊侬胁下坚，栀子柴胡不徒设。

阳明有二证。仲景云：阳明心中懊，舌上苔者，栀子汤主之。又云：阳明病，胁下坚满，不大便而呕，舌上苔者，可与柴胡汤。上焦得通，津液得下，胃气因和，身濈然汗出则解。

第七十九证·下脓血歌

伤寒表实里还虚，热气乘虚肠里居。

下利脓血赤黄汁，或如鱼脑状难拘。

《病源》云：伤寒病苦表实里虚，热气乘虚入于肠胃，则下赤黄汁。若湿毒气盛，则腹痛壮热，下脓血如鱼脑，或如烂肉汁。

仲景云；太阳下之，其脉浮而滑者，必下血。

阳明下血而谵语，热入血室病难除。

仲景云：阳明病下血而谵语者，必为热入血室。头汗出者，当刺期门，随其实而泻之，濈然汗出则愈。

少阴脓血桃花证，不尔刺之邪可祛。

仲景云：少阴下利，便脓血者，桃花汤主之。又云：少阴病下利，便脓血者，可刺。

下利脉浮尺中涩，或是发厥热如初。

二证皆圊脓血利，悉见长沙仲景书。

仲景云：一证，伤寒发热四日，厥反三四日，复热四日，厥少热多，其病当愈。四日至六日，热不除，必清脓血。又一证云：下利，脉又浮数，尺中自涩，其人必圊脓血。

第八十证·昼夜偏剧歌

卫气循环不暂停，昼则行阳夜在阴。
卫独留阳阳跷盛，阳盛阴虚夜不宁。
忽若留阴阴跷满，阴满阳虚昼却争。

《黄帝针经》云：卫气者，昼日行于阳，夜行于阴，卫气不得入于阴，常留于阳。留于阳则阳气满，满则阳跷盛而不得入于阴，阴气虚则夜不得宁也。卫气留于阴不得行于阳，留于阴则阴盛，阴盛则阴跷满，不得入于阳，阳气虚。故昼则争而不安。

暮谵昼了阴虚证，昼躁阳虚夜气清。

仲景云：妇人伤寒发热，经水适来，昼则明了，暮则谵语，为热入血室。又云：下之后，复发汗，昼则烦躁不得眠，夜而安静，不呕不渴，无表里证，脉沉微身无大热者，干姜附子汤主之。热入血室，以阴虚而邪入之也，故暮谵昼了，下而复汗，以亡阳而卫在阴也，故昼躁夜静。

要须调卫各归分，二气谐和可渐平。

卷五

第八十一证·循衣摸空歌

伤寒吐下仍不解，大便不利潮热在。
循衣摸床惕不安，独语犹如见鬼怪。
微喘直视不识人，谵语狂言还可骇。
大承服后脉弦生，忽若涩兮死何悔。

仲景云：伤寒吐下后未解，不大便五六日，至十余日，其人日晡所发潮热，不恶寒，如见鬼神状，若剧者，发则不识人，循衣妄撮，怵惕不安，微喘直视，脉弦者生，涩者莫不死。仲景云：太阳中风以火劫之，两阳相熏灼，其身发黄，鼻衄血，循衣摸床，小便利者，可治。华佗云：病人循衣缝，不可治。

第八十二证·筋惕肉瞤歌

病人肉瞤并筋惕，汗过经虚真武敌。

仲景云：大青龙汤证云，若脉微弱，汗出恶风者，不可服之，服之则厥逆，筋惕肉瞤，此为逆也。又云：太阳病发汗，汗出不解，其人仍发热，心下悸，头眩，身瞤动，振振欲擗地者，真武汤主之。

不然邪入大经中，状如瘛疭惊痫疾。

发汗动经身振摇，宜用茯苓桂枝术。

仲景云：伤寒若吐下后，心下逆满，气上冲胸，起则头眩，脉沉紧，发汗则动经，身为振摇者，茯苓桂枝白术甘草汤。又云：伤寒吐下后，汗虚脉微，眩冒，经脉动惕者，久而成痿。

动气在左误下之，忽尔肉瞤最为逆。

仲景云：动气在左，不可发汗，发汗则头眩，汗不止，怵惕肉瞤。

第八十三证·口燥咽干歌

脾中有热胃干枯，口燥咽干津液无。

阳明白虎加参证，少阳口苦小柴胡。

仲景云：阳明病，脉浮紧，咽干口苦，口干舌燥者，白虎汤。

又云：少阳之为病，口苦咽干目眩者，宜小柴胡汤。

咽干慎不可发汗，发汗无津气愈虚。

仲景云：咽喉干燥不可发汗。

少阴口燥急须下，肾经少水致焚如。

仲景云：少阴病，得之二三日，口燥咽干，急下之，宜服承气汤。

又云：少阴病二三日，咽痛者，与甘草汤不差，与桔梗汤。此证切宜审用之。

虫蚀上部声嗄蜮，咽干蚀脏下名狐。

仲景云：狐蜮之病，虫蚀上下部。蚀上部则声嗄，蚀下部则咽干。

第八十四证·伤寒似疟歌

伤寒似疟三证详，血室阳明及太阳。

谓妇人热入血室及阳明太阳证也。

太阳汗出脉洪大，桂枝各半合麻黄。

仲景云：太阳病八九日，如疟状，热多寒少，清便自可，宜桂枝麻黄各半汤。

阳明忽尔还如疟，不呕清便热复凉。

脉若虚浮桂枝稳，小承气脉实相当。

仲景云：病者烦热，汗出即解，复如疟状，日晡所发者属阳明。脉实者当下之，脉浮虚者，当发其汗。下宜承气汤，发汗宜桂枝汤。

妇人热入血凝结，柴胡加入地黄汤。

仲景云：妇人中风，七八日，寒热往来，经水适断，血结，如疟状，宜小柴胡主之。

第八十五证·邪中二焦歌

寸口阴阳脉俱紧，上下二焦皆受病。

仲景云：寸口脉阴阳俱紧者，当清邪中于上焦，浊邪中于下焦。

清邪中上洁为名，浊邪中下浑斯应。

仲景云：清邪中上名曰洁，浊邪中下名曰浑也。

阴中于邪必内栗，足膝逆冷便溺出。

又云：阴中于邪，必内栗也。又云：浊邪中下，阴气为栗，足膝逆冷，便溺妄出也。

阳中于邪项必强，发热头疼颈挛屈。

阳中于邪，必发热，头痛，项强，颈挛，腰痛，胫酸也。

皆因雾露气为伤，随证治之宜审的。

第八十六证·多眠歌

多眠四证病形殊，风温狐蜮及柴胡。
更有少阴同共四，当观形与证何如。
风温身热常自汗，小柴胁满项强拘。

仲景云：风温，脉阴阳俱浮，自汗，身重，多眠，鼻息必鼾。

仲景云：阳明中风，脉弦浮大而短气，腹都满，胁下及心痛，其人嗜卧，一身及目悉黄，小便难，有潮热，宜小柴胡汤。

少阴自利但欲寐，狐蜮多眠非一途。

仲景云：少阴病，但欲寐。六经中，此一经最难辨难治，要在审详。然证辨亦有不寐者。仲景云：少阴病，其人欲吐不吐而烦，但欲寐，五六日，自利而渴者，属少阴。仲景不论方。又云：少阴脉微细沉，但欲卧，汗出不烦，自欲吐。五六日，自利，烦躁不得卧寐者，死。又云：心中烦而不得卧者，黄连阿胶汤。

仲景云：狐蜮证，默默但欲卧，目瞑不得眠，泻心、苦参汤主之。又《玉函》一证云：三阳合病，脉浮大，上关上，但欲寐，目合则汗。

第八十七证·不得眠歌

伤寒何事不得眠，汗过胃中干燥烦。

仲景云：太阳病发汗，若大汗出，胃中干燥，烦不得眠，其人欲饮水，当稍饮之，荣卫和则愈矣。

或因吐下虚烦致，或因大热语言颠。

仲景云：发汗吐下后，虚烦不得眠。若剧者，必反复颠倒，心中懊憹，栀子豉汤主之。

阳毒、热病皆不得眠。

小便不利正发渴，心烦少气苦孜煎。

忽若水停心下满，但与猪苓可保全。

仲景云：胃中干燥，不得眠者，猪苓汤。

伤寒差后热尚在，阴未复时阳使然。

《病源》云：卫气昼行于阳，夜行于阴。阴主夜，夜主卧，谓阳气尽，阴气盛则目瞑矣。今热气未散，与诸阳并，所以阳独盛，阴偏虚。虽复，病后仍不得眠者，阴气未复于本故也。《外台》有《肘后》乌梅汤。

第八十八证·小便不利歌

胃中干则无小便，慎勿利之强使然。

《病源》云：伤寒，发汗后而汗出不止，津液少，胃中干，小肠有伏热，故小便不通也。故不可强利之。

下焦有热不通泄，量病浮沉用药宣。

下焦有热者，可宣导之也。

咳而有水青龙候，项强无汗桂枝痊。

仲景云：伤寒表不解，心下有水气，干呕发热而咳，或小便不利小腹满或喘者，小青龙汤主之。

仲景云：服桂枝汤，或下之，仍头项强痛，翕翕发热，无汗，心下满，胀痛，小便不利者，桂枝去桂加茯苓白术汤。

大抵中湿发黄者，先利小便当使快。

仲景云：中湿之为候，其人小便不利，大便反快，但当利其小便。仲景论风湿证云：若被下者，小便不利。

又云：伤寒，身色如金黄，如橘子色，小便利，腹微满者，茵陈蒿汤主之。

阳明汗多津液无，却以小便利为戒。

仲景云：阳明病，汗出多而渴者，不可与猪苓汤。以汗多胃中燥，猪苓复利其小便也。

阳若凑之阴分虚，小便难出热中居。

《素问》云：阴虚者，阳必凑之。阳入阴分，则膀胱热而小便难。

漏风不止桂加附，阳明风中小柴胡。

仲景云：太阳病，发汗，遂漏风不止，恶风，小便难，四肢急，桂枝加附子汤主之。

第八十九证·小便自利歌

太阳下焦有热秘，小腹必满便不利。

小便不利反自利，此是抵当血证谛。

大抵热在下焦，小腹必胀满，小便不利。今反利者，有瘀血也。仲景云：伤寒有热而小腹满，应小便不利，今反利者，此为血证，当下之，宜抵当圆。

又云：太阳病，身黄，其脉沉结，小腹坚，小便不利，为无血，小便自利，其人如狂者，血证谛也，宜抵当汤。

阳明自汗小便结，忽若利时津液竭。

屎虽坚硬不可攻，蜜兑用之斯要诀。

仲景云：阳明病，汗出，若发其汗，小便自利，此为津液内竭，屎虽坚，不可攻之，宜用蜜兑导之使通，或土瓜根、猪胆汁皆可以导之也。

又问小便何故数，肾与膀胱虚热作。

虚则故令小便频，热则迟涩相击搏。

虚中有热，小便故难频，并必迟涩也。

自汗不可服桂枝，趺阳浮涩是脾约。

仲景云：伤寒脉浮，自汗出，小便数，心烦，微恶寒，脚挛急，服桂枝，得之便厥作，甘草干姜汤主之。

仲景云：趺阳脉浮而涩，浮则胃气强，涩则小便数，浮涩相搏，大便必硬，其脾为约，麻仁圆主之。

胃中不和谵语时，调胃承气宜斟酌。

仲景云：伤寒脉浮自汗，小便数，若胃中不和，谵语者，少少与调胃承气汤。

第九十证·大便不利歌

大便坚硬或不通，柴胡承气可收功。

大柴胡汤、大小承气皆要药也。

亦有不可攻击者，歌在前篇里证中。

前篇里证歌有不可下者。

寒则溏，热则垢，可见阴阳虚实候。

岁火不及大寒行，民病鹜溏肠胃吼。

《素问》云：岁火不及，寒乃大行，民病鹜溏者，鸭溏也。

第九十一证·大便下利歌

伤寒下利多种数，要识阴阳勿差互。

三阳利时身必热，三阴但温无热具。

三阳下利身热，三阴下利但温而不热，此其大概也。

合病自利葛根汤，或用黄芩无致误。

仲景云：太阳阳明合病，必自利，葛根汤主之。桂枝证医反下之，利不止者，葛根黄芩黄连汤。

自利不渴属太阴，少阴必渴肾虚故。

仲景云：自利不渴，属太阴，其脏有寒故也，当温之，宜四逆辈。又云：自利而渴者，属少阴虚，故引水自救也。

外审证，内凭脉，内外并观斯两得。

脉大由来却是虚，脉滑而数有宿食。

《脉经》云：大则为虚。仲景云：滑而数者，有宿食也。

协热而利脐下热，谵语而利燥屎结。

仲景云：太阳证，外证未除，而数下之，遂协热而利，利下不止，心下痞硬，表里未解者，桂枝人参汤。朱肱云：协热利，脐下必热也。

仲景云：下利而谵语者，为有燥屎也，属承气汤。

少阴心痛口燥烦，却与利之斯要诀。

仲景云：少阴病下利清水，色青者，心下必痛，口干燥者可下之，宜大柴胡汤。六经中，惟少阴病难治，有补泻之法，不可不审也。

第九十二证·狐蜮证歌

虫蚀下部名曰狐，虫蚀上部名曰蜮。
狐则咽干蜮声嗄，伤寒变坏成斯疾。
面目乍赤乍白黑，但欲睡眠昏默默。
更有䘌虫蚀肛外，舌上尽白齿无色。

仲景云：狐蜮之病，其气如伤寒，默默但欲卧，目瞑不得眠，起则不安，蚀于喉咽者为蜮，蚀于阴者为狐。狐蜮之病，并恶饮食，不欲闻食臭，其面乍赤、乍黑、乍白。蚀于上部其声嗄，蚀于下部其咽干。蚀上部者，泻心汤主之。蚀下部者，苦参汤淹洗之。蚀肛外者烧用雄黄熏之。

上唇有疮蚀其脏，下唇疮甚连肛蚀。

须频看上下唇有无疮，有疮则杀人，紧急者也。

多因下利而得之，此证杀人为最急。

第九十三证·百合歌

百脉一宗皆病形，无复经络最难明。

巢氏云：伤寒百合病者，谓无经络，百脉一宗，悉致病也。皆因伤寒虚劳，大病之后不平复而变成斯病也。

欲卧又却不得卧，欲行还复不能行。

饮食有美有不美，虽如强健步难胜。

如有寒，复无寒，如有热，复无热，口苦小便还赤结。

药才入口即吐利，如有神灵来作孽。

病后虚劳多变成，百合地黄汤可啜。

巢氏云：其状意欲食，复不得食；常默欲卧，复不得卧，欲出行而复不能行。饮食或有美时，或有不美时。或如强健人，而欲卧复不得卧。如有寒，复如无寒，如有热复如无热。至朝口苦，小便赤黄。百合之病，诸药不能疗，得药则剧而吐，如有神灵所加也。身形如和，其人脉微软，每尿辄头痛，其病六十日乃愈，若尿时不头痛，淅淅然如寒者，四十日愈；若尿时快然但眩者，二十日愈也。

第九十四证·辨伤寒疫气不同歌

春气温和夏暑热，秋气凄凉冬凛冽。
四时正气自调均，不犯寒邪无病孽。
冬时寒凛欲周密，君子深藏宜入室。
中而即病曰伤寒，触冒寒邪成此疾。
毒气若深不即病，至春与夏邪方出。
春为温病夏为暑，变态无端证非一。

以上论伤寒也。仲景云：春为温和，夏为暑热，秋气清凉，冬气冷冽，此则四时正气之序也。冬时严寒，万类深藏，君子周密，则不伤于寒。触冒之者，乃名伤寒耳。其伤于四时之气，皆能为病，以伤寒为毒者，以其最成杀厉之气也。中而即病者，名曰伤寒。不即病者，寒毒藏于肌肤，至春变为温病，至夏变为暑病。暑病热极，重于温也。是以辛苦之人，春夏多温热病者，皆由冬时触冒所致，非时行之气。

若乃时行自不同，盖是不时之气失。
春时应暖反大寒，夏时应热却寒栗。
秋气清凉大热来，冬气寒时似春日。
少长一般病相似，此是时行号温疫。

欲知正气与天行，要在潜心占斗历。

以上论时行疫气。仲景云：凡时行者，春时应暖而反大寒，夏时应热而反大凉，秋气应凉而大热，冬时应寒而反大温，此非时有其气，是一岁之中，长幼之病相似者，此时行之气也。夫欲候知四时正气为病及时行疫气之法者，当按斗历占之。

第九十五证·妇人伤寒歌

妇人此疾当区别，身重身轻不同列。

产前身重且安胎，产后血虚先补血。

产前安胎，产后补血，此大法也。

水火相刑浸自伤，荣卫不和多阻节。

平居水常养于木，水木相资血通彻。

伤寒，男子先调气，妇人先调血。血室不蓄，则一气谐和；血室凝结，水火相刑。五行相克以生，相扶以出。平居之日，水常养于木，水木相生则荣养血室，血室不蓄则脾无蕴积，无蕴积则刚燥不生。

左关浮紧汗为宜，正恐室中成血结。

妇人左关浮紧，不可下，当发其汗，以救血室。荣卫得和，津液自通，泱然汗出而解也。

血室不蓄脾无蕴，刚燥不生免邪热。

血蓄则刚燥生，仲景所谓无犯胃气及上二焦者也。

产后多生三种病，大便坚秘难通泄。

郁冒仍兼自汗多，皆是血虚津液竭。

妇人产后有三种病，大便秘、郁冒、自汗，皆是血虚所致也。

血虚而厥厥必冒，冒家解时汗流浃。

津液既少大便难，孤阳上出恐阴绝。

三病皆血少阴虚，孤阳独行所致也，当补阴抑阳。

唯有柴胡四物汤，庶可调和使安悦。

第九十六证·妇人热入血室歌

妇人中风七八日，身热续续发寒栗。

经水适来或适断，热随阴血居其室。

昼则明了暮谵语，状如见鬼如痁疾。

无犯胃气及二焦，小柴胡证尤为的。

更刺期门以泻肝，邪去自然保安吉。

切须急疗莫迟迟，变证来时恐无及。

仲景云：妇人中风，发热恶寒，经水适来，得之七八日，热除后遍身凉，胸膈苦满，如结胸状。谵语者，此为热入血室也，当刺期门穴，随其虚实而取之。又云：妇人中风七八日，续得寒热，发作有时，经水适断者，此为热入血室，其血必结。故使如疟状，发作有时，小柴胡汤主之。

又云：妇人伤寒，发狂，经水适来，昼则明了，暮则谵语，如见鬼状者，此为热入血室，无犯胃气及上二焦，自愈。

第九十七证·伤寒差后病歌

伤寒差后还喜唾，胸里有寒实无那。

此候唯宜服理中，胃暖病治痰自破。

仲景云：大病已后，其人喜唾，久久不了，胸上有寒，当温之，宜理中圆主之。

劳复枳实栀子汤，发热小柴胡亦可。

仲景云：大病已后，劳复，枳实栀子汤主之。又云：伤寒差后发热，小柴胡汤主之。

腰下水气牡蛎散，日暮微烦脾不磨。

仲景云：大病已后，腰下有水气者，宜用牡蛎散主之也。

要须损谷自然安，甘节吉兮必无祸。

仲景云：病人脉已解，日暮微烦者，以病新差，强与谷，食不消也，损谷则愈。《周易·节卦》：九五，甘节吉，往有尚，象曰，甘节之吉，居位中也。

第九十八证·伤寒五脏死绝歌

水浆不下汗如油，形体不仁喘不休。
此为命绝终难治，更看何脏绝中求。
汗出发润为肺绝，唇吻反青肝绝忧。
脾绝口黑并黄色，肾绝便失与遗溲。
心绝身似烟熏黑，更兼直视与摇头。
五脏皆绝无可疗，纵逢和缓亦难瘳。

仲景云：脉浮而洪，身汗如油，喘而不休，水浆不下，形体不仁，乍静乍乱，此为命绝也。又未知何脏先受其灾，若汗出发润，喘而不休者，此肺先绝也。阳反独留，形体如烟熏，直视摇头，此心绝也。唇吻反青，四肢漐习者，此肝先绝也。环口黧黑，柔汗发黄，此脾绝也。溲便遗失，狂言，反目直视，此为肾绝也。

第九十九证·伤寒死脉歌

伤寒死脉定难痊，阳病见阴端可怜。

仲景云：阳病见阴脉者死。

上气脉散为形损，耳聋浮涩命难全。

仲景云：伤寒咳逆上气，其脉散者死，谓其形损故也。扁鹊云：病若耳聋，脉反浮大而涩者，死也。

谵言身热宜洪大，沉细而微寿不延。

腹大泄利当微细，紧大而滑归下泉。

吐衄若得沉细吉，浮大而牢叹逝川。

扁鹊云：病若谵言妄语，身当有热，脉当洪大，而反手足厥逆，脉沉细而微者，死。病若大腹而泄，脉当微细而涩，反得紧大而滑者，死。病若吐血，复鼽衄血者，脉当沉细，而反浮大而牢者，死也。

阴阳俱虚热不止，乍疏乍数命归天。

仲景云：阴阳俱虚，热不止者，死。脉至乍数乍疏者，死。

如屋漏，如雀啄，来如弹石去解索。

经云：脉如屋漏，如雀啄者，死。脉来如弹石，去如解索者，死。弹石者，辟辟急也。解索者，动数而随散乱，无复以绪者也。

虾游鱼翔脉证乖，转豆偃刀形候恶。

经云：病人脉如虾之游，如鱼之翔者，死。脉如转豆者，死。如偃刀者，死。

下不至关阳气绝，上不至关阴气铄。

经云：寸脉下不至关为阳绝，尺脉上不至关为阴绝，皆死不治。

代脉来时不用医，必定倾危难救药。

仲景云：代，阴也，得此脉者必难治也。

第一百证·伤寒死候歌

伤寒死候要须知，泄而腹满大难医。

舌本烂伤热不已，汗后脉躁亦倾危。

《千金》云：伤寒死候有九证，二曰泄而腹满甚者死，六曰舌本烂伤，热不已者死。

《太素》云：热病已得汗而脉尚躁，此阴极之脉也，死。《千金》云：伤寒已得汗，脉静者生，躁者死。

汗出虽多不至足，手循衣缝更何为。

《千金》云：汗出不至足者死。

华佗云：病人手循衣缝者，不可活。

卵缩舌卷证候恶，口张目陷不多时。

华佗云：卵缩舌卷者，必死。

华佗云：口如鱼口不闭，目眶陷者，皆死。

赤斑五死一生在，黑斑十死更何疑。

凡发斑者，热乘虚入胃，胃烂故也。赤斑出，五死一生。黑斑出，十死一生。

两感伤寒最大忌，死期六日命难追。

仲景云：热虽甚不死，若两感于寒而病者，必死。

伤寒发微论

卷　上

论伤寒七十二证候

循衣摸床

仲景云：伤寒吐下后不解，不大便五六日至十余日，发潮热，不识人，循衣妄撮，微喘直视，脉弦者生，涩者死。华佗曰：病人循衣缝，谵语者，不可治。仲景云：小便利者可治。

瞪目直视

仲景云：直视摇头，此为心绝。又云：狂言，反目直视，肾绝也。

汗出如油

仲景云：脉浮而洪，身汗如油，喘而不休，此为命绝也。

两手撮空

仲景云：吐下不解，大便不利，潮热，摸床撮空，皆宜大承气。服后脉弦者生，涩者死。华佗云：阴阳俱绝，掣衣撮空妄言者，死也。

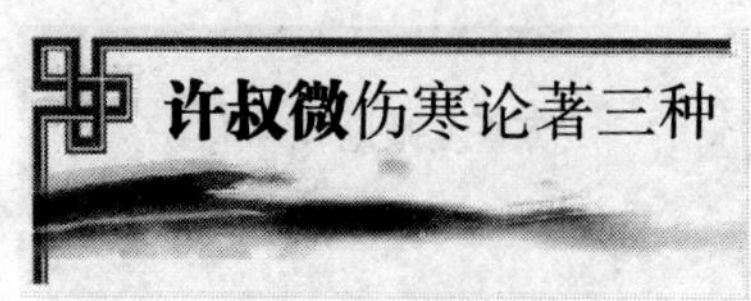

瘖瘂不言

痓病者，如发痫之状，瘖瘂不言。《千金方》：热病七八日，其脉不软不散，当瘖瘂。三四日，汗不出者，死也。

舌卷囊缩

仲景云：厥阴受病，则舌卷烦满而囊缩。扁鹊云：舌卷囊缩者，必死。《千金》云：阴阳病，卵肿，缩腹中，舌出数寸而死。

鼻中煤烟

宋迪《阴证诀》云：阴毒渐深，则鼻中黑如煤烟。

指甲黑青

宋迪《阴证诀》云：阴毒甚，则指甲黑青。扁鹊云：手足爪甲下肉黑者，死。

目盲见鬼

《难经》云：脱阳者见鬼，脱阴者目盲。

九窍出血

仲景云：少阴病强发汗，必动血，或从口鼻耳目出，是谓下厥上竭，为难治。

环口黧色

仲景云：环口黧色，柔汗发黄，此为脾绝也。

转筋入腹

霍乱证，转筋入腹者，鸡矢白汤主之。

吃噫哕啘

仲景云：寸口脉微而涩，根叶枯槁而寒栗，咳逆，唾腥，呕吐涎沫也。又云：脉滑则为哕。仲景：伤寒咳逆上气，其脉散者死，谓其形损故也。

膈内拒痛

仲景云：膈内拒痛，胃中空虚，心下因硬，则为结胸。此陷胸证也。

发黄疸热

万全云：阳明病，瘀热在里，必发黄。凡发黄，寸口无脉，鼻气冷，皆不可治。

咽干声嗄

狐蜮，湿䘌证也。狐则咽干，蜮则声嗄。

瘛疭口噤

仲景云：瘛疭，面赤，目脉赤，摇头，卒口噤，背反张者，痉病也。又：风温被火炙，如惊痫、瘛疭。万全云：伤寒痉者，由肺热转于肾，转而为痉也。

筋惕肉瞤

仲景云：脉微弱，汗出恶风，误服大青龙汤，令人筋惕肉瞤。伤寒吐下后，心下逆满，发汗则动经，身为振摇。

叉手冒心

仲景云：发汗过多，其人叉手自冒心，心下悸，欲得按者，桂枝甘草汤。仲景云：未持脉时，病人叉手自冒心，所以然者，以重发汗虚，故如此。

发斑瘾疹

阳毒，面赤发斑如锦文者，升麻汤。仲景云：风气相搏，则为瘾疹，身体为痒。痒者，名泄风。

癫狂不定

《难经》云：重阳者狂，重阴者癫。仲景云：太阳病热结膀胱，其人如狂者，桃核承气汤。小便利，其人如狂，血证谛也。

耳聋胁痛

仲景云：少阳受病，胸胁痛而耳聋。仲景云：未持脉时，其人叉手自冒心，师因教令咳，而不咳，必两耳无闻也。所以然者，以重发汗虚，故如此。

上气喘急

太阳阳明皆有喘证，或水停心下亦喘。阴证喘者，必喘而加急。

小腹硬满

小腹硬满，小便不利者，膀胱有客热也。小腹硬满，小便利者，血证也。

唾脓咯血

仲景云：脉浮热甚而反灸之，必咽燥咯血。仲景云：吐血不止，柏叶汤。

上吐下利

仲景云：发热恶寒，而复吐利者，霍乱也。

二便不通

少阴小便不利者，真武汤。阳明大便不利者，承气汤。

振振欲擗地

仲景云：太阳病发汗，汗出不解，其人仍发热，心下悸，头眩身瞤动，欲振振擗地者，真武汤。

遗尿失溺

仲景云：溲便遗失，狂言，反目直视，肾绝也。风温证，下之则直视失溲。

扬手掷足

仲景云：太阳中风，以火劫，则手足躁扰。又云：六七日，三部脉至，大烦，手足躁扰者，欲解也。

谵语郑声

仲景云：实则谵语，虚则郑声。郑声者，重语也。直视谵语而喘满者，死。

心下痞硬

仲景云：病发于阴而下之早则为痞。

心中懊侬

仲景云：心中懊侬，栀子汤主之。

舌上滑苔

仲景云：湿家，舌上滑苔者，丹田有热，胸中有寒。又云：脏结滑苔者，不可攻也。又云：阳明证，懊侬，舌上滑苔者，栀子汤。

脚挛啮齿

风痹热证，属阳也，承气汤主之。

脐上下筑动

发汗后，脐下悸者，欲作奔豚。

项强几几

太阳病项背强几几，反汗出恶寒者，桂枝汤；无汗者，葛根汤也。

气上冲胸

太阳病，下之后，其气上冲者，与桂枝汤。

外气怫郁

二阳并病，小发汗，面色缘缘正赤者，阳气怫郁，当解之熏之。

脚膝挛拳

伤寒脉浮，自汗出，恶寒，脚挛急，反与桂枝汤，此误也。

大便黑坚

阳明证，其人喜忘，必有蓄血。所以然者，本以久瘀血，屎须硬，大便反易，其色黑。

手足逆冷

有热厥，有冷厥。冷厥者，初得病便四肢冷。热厥者，手足虽冷，半日复热也。

漱水不咽

阳明但欲漱水不咽者，必衄。又，湿家丹田有热，胸中有寒，渴欲得水而不能饮，口燥烦也。

额上冷汗

湿家，额上汗出微喘。阴证，亦额上手背皆有冷汗。

烦躁发渴

太阳大汗出后，大烦，渴不解，宜白虎加人参汤。

肉上粟起

太阳病，宜以汗解，反以冷水噀其热，却不得法，弥更益烦，肉上粟起。

咽喉干痛

伤寒脉浮，咽中干痛而吐逆者，甘草半夏汤主之。又云：少阴证者，必咽痛。

多眠好睡

此证大约有四：少阴、狐蜮、风温及小柴胡证。

夜不得眠

此证大约有六，俱在歌中。

心下悸动

伤寒脉结代，心下悸动者，炙甘草汤主之。

腹中雷鸣

仲景云：寒气相搏，则为雷鸣。心下痞硬，胁下有水气，腹中雷鸣者，生姜泻心汤证。

下利溏垢

寒则鸣溏，热则垢腻。

潮热不常

仲景云：潮热者实也。大抵潮热有三证，俱在歌中。

寒热往来

此证有三：一者中风证，小柴胡汤；二者热入血室证，刺期门；三者状如温疟，黄龙汤证。

身体肿满

风湿证，身微肿者，甘草附子汤。

郁冒不仁

仲景云：寒则为厥，郁冒不仁。

额上脉陷

衄家不可发汗，发汗则额上脉陷，脉紧急，直视不得眴，不得眠。

身重难转

风湿相搏，桂枝加白术证。三阳合病，白虎加人参、柴胡加牡蛎龙骨证。

鼻中衄血

阳明病，口燥，但欲漱水不咽者，必衄。衄家不可发汗，宜小干地黄汤。

手背冷汗

宋迪云：额上手背有冷汗者，阴毒也。

下利脓血

仲景云：少阴下利便脓血者，桃花汤主之。

吐逆不止

吐有冷热二证，有胃热吐者，有胃冷吐者。

面垢背寒

中暍，则面垢背寒。

腹胀满闷

发汗后，腹胀满者，厚朴五物汤。下后，心烦腹满，卧起不安者，栀子厚朴汤。又云：不转矢气而下之，必腹满。

咳嗽涎盛

或上焦有热，或水停心下，皆嗽。

头疼恶心

头疼恶心，身不疼痛者，食积也；身疼痛者，伤寒也。

干噫食臭

胃中不利，心下痞硬，干噫食臭，胁下有水气者，生姜泻心汤。无水者，食积也。

身痒如虫行

阳明病，当汗而反无汗，其身如虫行皮中之状，为其久虚故也。

鼻鸣干呕

太阳中风证，鼻鸣干呕者，桂枝汤主之。太阳阳明合病，鼻鸣干呕者，葛根汤主之。

洒淅憎寒

仲景云：阴气上入阳中，则洒淅恶寒也。

腰脊疼痛

仲景云：一二日太阳受病，则头项痛，腰脊强。

腹胁时痛

仲景云：伤寒五六日，中风，或腹中痛，或胁下痞硬者，小柴胡证。又，腹中痛，小建中汤。胁下痛，十枣汤。

浑身壮热

仲景云：阳明受病，则身热目痛，鼻干不得卧。又，太阳中风与伤寒皆发热。

以上七十二证，或必死，或可治，浅深虽不同，要之对证用药，斯过半矣。

论桂枝汤用赤白芍药不同

仲景桂枝汤加减法，凡十有九证，但云芍药。《圣惠方》皆用赤芍药。孙尚药方皆用白芍药。《圣惠》乃太宗朝命王怀隐等编集。孙兆为累朝医师，不应如此背戾。然赤白补泻，极有利害。尝见仲景桂枝第四十七证云：病发热汗出，此为荣弱卫强，故使汗出，欲救邪风，宜桂枝汤。盖风伤卫而邪乘之，则卫强，荣虽不受邪，终非适平也，故卫强则荣弱。仲景以桂枝发其邪，以芍药助其弱，故知用白芍药也。荣既弱而不受病，乃以赤芍药泻之，决非仲景意。至于小建中，为尺迟血弱而设也，举此皆用白芍药，而仲景亦止称芍药，可以类推矣。

论伤寒慎用圆子药

仲景论中百一十三方，为圆者有五：理中、陷胸、抵当、麻仁、乌梅是已。理中、陷胸、抵当，皆大弹圆，煮化而服之，与汤无异。至于麻仁治脾约证，乌梅治湿䘌证，皆欲必达下部，故用小圆。其他皆欲入经络，逐邪毒，破坚癖，导瘀血燥屎之类，须凭汤剂以涤除也。

余见俗医用小圆药巴豆以下邪毒而杀人者，不可胜数。盖巴豆止导食积而不能去热毒，既下之后，脏气虚，而邪毒宛然犹在，更再以大黄、朴硝下之，鲜不致毙。大抵下药，欲其必中，必当一服而止也，故不可不慎欤。

论桂枝麻黄青龙用药三证

仲景论表证，一则桂枝，二则麻黄，三则青龙。桂枝治中风，麻黄治伤寒，青龙治中风见寒脉、伤寒见风脉。此三者，人皆能言之，而不知用药对病之妙处，故今之医者不敢用仲景方，无足怪也。

且脉浮而缓者，中风也，故啬啬恶寒，淅淅恶风，翕翕发热，仲景以桂枝对之；脉浮紧而涩者，伤寒也，故头痛发热，身疼腰痛，骨节疼痛，恶风，无汗而喘，仲景以麻黄对之；至于中风脉浮紧，伤寒脉浮缓，仲景皆以青龙对之。何也？

予尝深究三者，审于证候脉息，相对用之无不应手而愈。何以言之？风伤卫。卫，气也。寒伤荣。荣，血也。荣行脉中，卫行脉外。风伤卫，则风邪干阳气，阳气不固，发越而为汗，是以自汗而表虚，故仲景用桂枝以发其邪，用芍药以助其血。盖中风则病在脉之外，其病稍轻，虽同曰发汗，特解肌之药耳。故桂枝证云：令遍身漐漐，微似有汗者益佳，不可令如水流漓，病必不除。是知中风不可大发其汗，大发其汗，则反动荣血，邪乘虚而居其中，故不除也。寒伤荣，则寒邪干阴血，而荣行脉中者也，寒邪居脉中，则非特荣受病也。邪自内作，则并与卫气犯之，久则浸淫及骨，是以汗不出而烦冤。仲景以麻黄大发其汗，又以桂枝辛甘助其发散，欲捐其内外之邪，荣卫之病故尔。大抵二药皆发汗，而桂枝则发其卫之邪，麻黄并与荣卫而治之，固有浅深也。何以验之？仲景桂枝第十九证云：病尝自汗出者，以为荣气和，荣气和者，外不谐，以卫气不共荣气谐和故耳。荣行脉中，卫行脉外，复发其汗，荣卫和则愈，宜桂枝汤。又，第四十七证云：发热汗出者，此为荣弱卫强，故使汗出，欲救邪风，宜桂枝汤。是知中风汗出者，荣和而卫不和也。又，第一卷云：寸口脉浮而紧，浮则为风，紧则为寒，风则伤卫，寒则伤荣，荣卫俱病，骨节烦疼，当发其汗。是知伤寒脉浮紧者，荣卫俱病也。麻黄汤中并桂枝而用，此仲景之意欤！至于青龙，虽治伤寒见风脉、伤风见寒脉，然仲景云：汗出恶风者，服之则筋惕肉瞤。故青龙一证尤难用，必须形证谛当，然后可行。王实止以桂枝麻黄各半汤代之，盖慎之者也。

论两感伤寒

仲景论两感伤寒云：凡伤于寒，热虽甚，不死。若两感于寒而病者，必死。又云：两感病俱作，治有先后，发表攻里，本自不同。既云必死，又云治有先后，何也？

大抵此病表里双传，脏腑俱受，得此者十不痊一，故云必死。然仲景岂以己见而重诬后人哉？故有发表攻里之说，以勉后世，恐万世之下，一遇大圣而得之者，不欲绝望于后人也，则仲景仁心可知矣。

论伤寒以真气为主

伤寒不问阴证阳证、阴毒阳毒，要之真气完壮者易医，真气虚损者难治。谚云：伤寒多死下虚人，诚哉是言也！盖病人元气不固，真阳不完，受病才重，便有必死之道。何也？阳病宜下，真气弱则下之多脱；阴病宜温，真气弱则客热便生。故医者难于用药，非病不可治也，主本无力也。

《素问》称岐伯云：阳胜则身热，腠理闭，喘粗，为之俯仰，汗不出而热，齿干以烦冤腹满死，能冬不能夏。阴胜则身寒汗出，身常清，数栗而寒，寒则厥，厥则腹满死，能夏不能冬。黄帝曰：调此二者奈何？岐伯曰：能知七损八益，则二者可调。盖阳胜而汗不出者，伤寒也；阴胜身寒而汗出者，中风也；二者须知七损八益而已。盖女子二七天癸至，至七七止，男子二八精气溢，至八八而止。妇人月事以时下，故七欲损；男子精欲满而不竭，故八欲溢，如此则男子女人身常无病也。自身无病，真气完固，虽有寒邪，易于用药，故曰二者可调。是知伤寒以真气为主。

论治伤寒须依次第

仲景《论》[①] 中虽云不避晨夜，即宜便治，医者亦须顾其表里，待其时日。若不循次第，虽暂时得安，损亏五脏，以促寿期，何足尚也。

昔范云为梁武帝属官，得时疫热疾，召徐文伯诊视。是时武帝有九锡之命，期在旦夕，云欲预盛礼，谓文伯曰：可便得愈乎？文伯曰：便差甚易，政恐二年外不复起尔。云曰：朝闻道，夕死可矣，况二年乎！文伯于是先以火煅地，布桃柏叶、布席，置云其上，顷刻汗出，以温粉裹之，翌日遂愈。云甚喜，文伯曰：不足喜。后二年果卒。

夫取汗先期，尚促寿限，况不顾表里，不待时日，便欲速愈者耶！今病家不耐病，才病三四日，昼夜督汗，医者随情顺意，鲜不致毙。故予感此而以为龟鉴也。

---

① 《论》，指《伤寒论》。

论仲景缓迟沉三脉

仲景云：卫气和，名曰缓；荣气和，名曰迟；缓迟相搏名曰沉。注云：缓者四肢不收，迟者身体俱重，沉者腰中直，腹内急痛。若然则三者皆病脉也，安得谓之和？注者乃以《脉诀》中沉缓迟论之，不知仲景伤寒脉与杂病脉异。

何以言之？上文云：卫荣盛为高、章、纲。卫荣弱为惵、卑、损。至此三脉谓之和，则不盛不弱，乃平和脉。盖伤寒之脉，高、章、纲者阳证类，惵、卑、损者阴证类，即是而言，则缓、迟、沉者，阴阳向安之脉也。不特此尔，下文云：寸口脉缓而迟，缓则阳气长，迟则阴气盛，阴阳相抱，荣卫俱行，刚柔相得，非安平而何。

卷　下

论表里虚实

伤寒治法，先要明表里虚实。能明此四字，则仲景三百九十七法可坐而定也。

何以言之？有表实，有表虚，有里实，有里虚，有表里俱实，有表里俱虚，予于表里虚实歌中尝论其事矣。

仲景麻黄汤类为表实而设也，桂枝汤类为表虚而设也；里实则承气之类，里虚则四逆、理中之类是也。表里俱实，所谓“阳盛阴虚，下之则愈”也；表里俱虚，所谓“阳虚阴盛，汗之则愈”者也。

尝读《魏志·华佗传》，有府吏倪寻、李延共至，俱头痛身热，所苦正同。佗曰：“寻当下之，延当发汗”。或难其异，佗曰：寻外实，延内实，故治之宜殊，此所谓能明表里虚实者也。

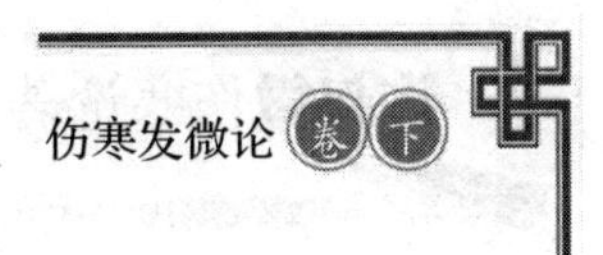

论桂枝、肉桂

仲景桂枝汤用桂枝者，盖取桂之枝梢细薄者尔，非若肉桂之肉厚也。盖肉桂厚实，治五脏用之者，取其镇重也；桂枝轻扬，治伤寒用之，取其发散也。今人例用之，是以见功寡。

论滑脉

仲景云：翕奄沉，名曰滑，沉为纯阴，翕为正阳，阴阳和合，故名曰滑。古人论滑脉，虽云往来前却，流利展转，替替然与数相似，曾未若仲景三语而足也。翕，张也，言脉升而开张也。忽焉而沉，言脉降而复也。奄，言奄忽之间，与奄观铚艾同义。仲景论滑脉，可谓谛当矣。然其言雅，恐浅识者未易晓。

论用大黄药

大黄虽为将军，然荡涤蕴热，推陈致新，在伤寒乃为要药，但欲用之当尔。大柴胡汤中不用，诚脱误也。王叔和云：若不加大黄，恐不名大柴胡。须是酒洗生用为有力。

昔后周姚僧垣，名善医，帝因发热，欲服大黄。僧垣曰：大黄乃是快药，然至尊年高，不宜轻用。帝弗从，遂至危笃。及元帝有疾，召诸医，咸谓至尊至贵，不可轻脱，宜用平药，可渐宣通。僧垣曰：脉洪而实，此有宿食，非用大黄，必无差理。元帝从之，果下宿食而愈。此明夫用与不用之异也。

论阴不得有汗

仲景第四卷十七证云：脉虽沉紧，不得为少阴病。所以然者，阴不得有汗，今头汗出，故知非少阴也。又云：脉阴阳俱紧而又汗出，为亡阳，此属少阴。

大抵阴虚者多汗，而此言阴不得有汗，何也？

余尝深究虚汗之证，亦自有阴阳之别：阳病自汗有九证，皆有治法。唯阴毒则额上手背有冷汗，甚者如水洗。然此是阳虚阴盛，亡阳而将脱也，其死必矣。仲景此篇方论，半在表，半在里，故先曰汗出为阳微，此则虚汗阳微故也，非阴证无汗，不得有汗也，有汗则九死一生。

由是言之，阳得有汗，阴不得有汗，以意逆志，是为得之。

论林亿疑白虎有差互

仲景称：伤寒若吐下后七八日不解，热结在里，表里俱热者，白虎加人参汤主之。又云：伤寒脉浮，发热无汗，其表不解，不可与白虎汤。又云：脉浮滑，此以表有热，里有寒，白虎汤主之。

国朝林亿校正谓仲景于此表里自差矣，是大不然。大抵白虎能除伤寒中暍，表里发热，故此前后二证，或云表里俱热，或云表热里寒，皆可服之宜也。中一证称表不解不可服者，盖以脉浮、无汗、发热，此全是伤寒表证，宜麻黄、葛根之类也，安可用白虎？亿但见所称表里不同，便谓差互，是亦不精不思之过也。

论弦动阴阳二脉不同

仲景云：脉大浮数动滑，此名阳也；脉沉涩弱弦微，此名阴也。《脉诀》以动脉为阴，以弦脉为阳，何也？此是开卷第一行疑处，而世人不知讲。

予谓《脉诀》所言，分七表八里而单言之也，此之所论，兼众脉而合言之也。大抵杂病各见一脉，唯伤寒必兼众脉而见。何以言之？仲景之意，若曰浮大者阳也，兼之以动数滑之类，安得不为阳？沉细者阴也，兼之以涩弦数之类，安得不为阴？

故仲景论动脉则曰：阳动则汗出，阴动则发热。数脉见于关上，上下无头尾，如豆大，厥厥动摇，名曰动也。又结胸证云：脉浮而动，浮则为风，动则为痛。故兼数与浮而言动脉，则阳脉阳病也宜矣。

仲景论弦脉则曰：弦者状如弓弦，按之不移，弦则为减。又曰：支饮急弦。又少阴证云：手足寒，脉弦迟。故此兼迟而言，弦则为阴脉阴病也宜矣。

故仲景伤寒脉不可与杂病脉同日而语。今阳证往往浮大而厥厥动摇，其沉细而弦者，必阴证也，何疑之有哉！不特此也，至如曰高、曰章、曰纲、曰惵、曰卑、曰损，有纵有横，有逆有顺，趺阳、太溪之类极多，予尝撰《仲景三十六种脉法图》。故知治伤寒，当以仲景脉法为本。

论中风、伤寒脉

仲景以浮缓脉为中风脉，浮涩而紧为伤寒脉。中风有汗，伤寒无汗。何也？

《内经》云：滑者阴气有余也；涩者阳气有余也。阳气有余则身热无汗，阴气有余则多汗身寒。大抵阴阳欲其适平而已，阳气不足，阴往乘之，故阴有余；阴气不足，阳往从之，故阳有余。风伤于卫，则荣不受病，故阳不足而阴有余，是以中风脉浮而缓，必多汗也。寒伤于荣，则卫未受病，故阴不足而阳有余，是以伤寒脉浮涩而紧，亦为无汗也。仲景辨二者脉证，亦有所受者矣。

论表证未罢未可下

仲景云：凡伤寒之病，多从风寒得之，始表中风寒，入里则不消矣。拟欲攻之，当先解表，乃可下之。若表已解而内不消，大满大实，坚有燥屎，自可除下之，虽四五日，不能为祸也。不宜下而便攻之，内虚热入，协热遂利，烦躁诸变，不可胜数，轻者困笃，重者必死矣。

大抵风寒入里不消，必有燥屎，或大便坚秘，须是脉不浮，不恶风寒，表证罢，乃可下之。大便不通，虽四五日未能为害，若不顾表而便下之，遂为协热利也。

论中暑脉不同

仲景云：脉虚身热，得之伤暑。又云：其脉弦细芤迟，何也?《素问》曰：寒伤形，热伤气。盖伤气而不伤形，则气消而脉虚弱，所谓弦细芤迟，皆虚脉也。仲景以弦为阴，而朱肱亦云：中暑脉细弱，则皆虚脉也，可知矣。

论伤寒须早治

仲景云：凡作汤药，不可避晨夜，觉病须臾，即宜便治，不等早晚，则易愈矣。如或差迟，病即传变，虽欲除治，必难为力。今之医者不究根源，执以死法，必汗之于四日之前，必下之于四日之后，殊不知此大纲也。

又云：甚者，病不服药，犹得中医，此为无医处而设也。苟大小便不通，可待其自差乎？盖前后不得溲，必腹胀，不过数日而死矣。又况结胸、瘀血、发狂、发黄、发斑之类，未有勿药而喜者。智者知变，愚者执一，所以取祸也。须是随病浅深，在表在里，早为治疗，如救火拯溺，庶易差也。

《素问》云：邪风之至，疾如风雨，故善治者治皮毛，其次治肌肤，其次治筋脉，其次治六腑，其次治五脏。治五脏者，半死半生也。扁鹊望齐桓侯而走者，其以此欤？

论发热恶寒

仲景云：假令寸口脉微，名曰阳不足，阴气上入阳中，则洒淅恶寒也。尺脉弱，名曰阴不足，阳气下陷入阴中，则发热也。此谓元受病而然也。

又云：阳微则恶寒，阴弱则发热。此医发其汗，使阳气微，又大下之，令阴气弱。此谓医所病而然也。大抵阴不足，阳往从之，故阳内陷则发热；阳不足，阴往乘之，故阴上入阳中则恶寒。阴阳不归其分，故寒热交争，是以发热而恶寒也。故孙思邈云：有热不可大攻之，热去则寒至矣。

论风温证

仲景云：太阳病，发热而渴，不恶寒者，为温病。若发汗已，身灼热者，名风温。风温为病，脉阴阳俱浮，自汗出，身重，多眠睡，鼻息必鼾，语言难出。若被下者，小便不利，直视失溲；若被火者，微发黄色，剧则如惊痫，时瘛疭。又云：阳脉浮滑，阴脉濡弱，更遇于风，变成风温。大抵温气大行，更感风邪，则有是证。今当春夏，病此者多，医作伤寒漏风治之，非也。不可火，不可下，不可大发汗，而仲景无药方，古法或谓当取手少阴火，足厥阴木，随经所在而取之，如麻黄薏苡仁汤、葳蕤汤之辈。予以谓败毒、独活、续命减麻黄去附子益佳。

论温疟证

仲景云：若脉阴阳俱盛，重感于寒者，变成温疟。故朱肱、初虞世以小柴胡、白虎之类加桂以治之，此则仲景所谓温疟。疟之一证也，今庸医见前人有此治法，不问是何疟证，但见发寒发热，一概治之，疏矣！

大抵疟证多端，有暑疟，有食疟、瘅疟、脾寒，而《千金》又有五脏所受不同，六腑之中止有胃疟一证，种类最多，安得一概而论？

瘅疟者但热不寒，当用白虎。食疟者中有伏积，当下而去之。至于中暑、脾寒，此二证若水火相反。《素问》曰：夏伤于暑，秋为痎疟。又曰：夏暑汗不出者，秋成风疟。盖暑伏于中，得秋气乃发，故先热后寒，热多寒少，头昏痛。虚则发战，汗出一时乃止。盖心恶暑，心不受邪而包络受之。包络众涎所聚，暑伏于涎，心岂若脾寒，厚朴、草果所能祛也；岂若温疟，柴胡、黄芩所能除也；非砒沙①脑麝之属不能入。故暑疟、脾寒，患者多而医不识病，妄投以药，邪未退，真气先受病，所以连绵不差也。予曾精意深究疟病一科，须是辨脉察证，穷究得病之渊源，故十治十中，无有失者。众人以疟为难治，予独以为易，要在辨其种类，识其先后。《素问·疟论》甚有妙处，当思而得之。

① 沙，应作“砂”。

伤寒九十论

辨桂枝汤用芍药证第一 [桂枝汤]

马亨道，庚戌春病。发热、头疼、鼻鸣、恶心、自汗、恶风。

宛然桂枝证也。时贼马破仪真三日矣，市无芍药，自指圃园，采芍药以利剂。一医曰：此赤芍药耳，安可用也？予曰：此正当用。再啜而微汗解。

论曰：仲景桂枝加减法，十有九证，但云芍药，《圣惠方》皆称赤芍药，孙尚药方皆曰白芍药。《圣惠方》，太宗朝翰林王怀隐编集，孙兆为国朝医师，不应如此背戾。然赤者利，白者补。予尝以此难名医，皆愕然失措。

谨案：《神农本草》称，芍药主邪气腹痛，利小便，通顺血脉，利膀胱大小肠，时行寒热，则全是赤芍药也。又桂枝第九证云：微寒者，去赤芍药。盖惧芍药之寒也。惟芍药甘草汤一证云白芍药，谓其两胫拘急，血寒也，故用白芍药以补，非此时也。《素问》云：涩者阳气有余也。阳气有余为身热无汗，阴气有余为多汗身寒。伤寒脉涩，身热无汗，盖邪中阴气，故阳有余，非麻黄不能发散。中风脉滑，多汗身寒，盖邪中阳，故阴有余，非赤芍药不能劫其阴邪。然则桂枝用芍药赤者明矣。当参《百证歌》。

桂枝加附子汤证第二

［桂枝加附子汤、芍药甘草汤］

有一李姓士人，得太阳，因汗后汗不止，恶风，小便涩，足挛曲而不伸。予诊其脉，浮而大。

浮为风，大为虚，此证桂枝汤第七证也。仲景云：太阳病，发汗，遂漏不止，其人恶风，小便难，四肢微急，难以屈伸者，桂枝加附子。三投而汗止。

再投以芍药甘草，而足得伸。数日愈。

论曰：仲景第十六证云：伤寒脉浮，自汗出，小便数，心烦，微恶寒，脚挛急，反与桂枝汤以攻其表，此误也。得之便厥，咽中干，烦躁吐逆者，作甘草干姜汤。若厥愈足温者，更作芍药甘草汤与之，其脚即伸。若胃气不和，谵语者，少与调胃承气汤。

盖第七证则为发汗漏不止，小便难；第十六证则为自汗，小便数。故仲景于诸证，纷纷小变异，便变法以治之，故于汤不可不谨。

桂枝加厚朴杏子汤证第三

[桂枝加厚朴杏子汤]

戊申正月，有一武弁在仪真为张遇所虏，日夕置于舟艎板下，不胜蜷伏。后数日得脱，因饱食解衣扪虱以自快，次日遂作伤寒。

医者以因饱食伤而下之；

一医以解衣中邪而汗之。

杂治数日，渐觉昏困，上喘息高。医者仓惶，罔知所指。

予诊之曰：太阳病下之，表未解，微喘者，桂枝加厚朴杏子汤，此仲景法也。

医者争曰：某平生不曾用桂枝，况此药热，安可愈喘？予曰：非汝所知也。一投而喘定，再投而濈濈汗出。至晚身凉而脉已和矣。

医者曰：予不知仲景之法，其神如此。予曰仲景之法，岂诳惑后世也哉！人自寡学，无以发明耳。

麻黄汤证第四

［小建中汤，加当归、黄芪；麻黄汤］

乡人邱忠臣，寓毗陵荐福寺，病伤寒，予为诊视，其发热、头疼、烦渴，脉虽浮数无力，自尺以下不至。

予曰：虽麻黄证而尺迟弱。仲景云：尺中迟者，营气不足，血气微少，未可发汗。

予于建中汤加当归、黄芪，令饮之。

翌日，病者不耐，其家晓夜督发汗药，其言至不逊。予以乡人隐忍之，但以建中调理而已。

及六七日，尺脉方应，遂投以麻黄汤。啜第二服，狂言烦躁且闷，须臾稍定，已中汗矣。五日愈。

论曰：仲景虽云不避晨夜，即宜便治，医者亦须顾其表里虚实，待其时日。若不循次第，虽暂时得安，亏损五脏，以促寿限，何足尚哉？

昔范云为陈霸先属，霸先有九锡之命，期在旦夕矣。云偶感寒疾，恐不及豫盛事，请徐文伯诊视之。恳曰：便可得愈乎？文伯曰：便差甚易，但恐二年后不复起尔。云曰：朝闻道，夕死可矣，况二年乎！

文伯以火烧地，布桃柏叶，设席置卧其上。顷刻汗解，以温粉扑之。翌日愈，甚喜。文伯曰：不足喜也。后二年果卒矣。

夫取汗先期尚促寿限，况不顾表里，不待时日，便欲速愈乎？每见病家不耐三四日，昼夜促汗，医者顾利，恐别更医，随情顺意，鲜不致毙。故书此以为龟鉴。

大青龙汤证第五

［大青龙汤］

何保义从王太尉军中，得伤寒，脉浮涩而紧，烦躁。

予曰：若头疼、发热、恶风、无汗，则麻黄证也；烦躁，则青龙汤证也。何曰：今烦躁甚。予投以大青龙汤，三投汗解。

论曰：桂枝、麻黄、青龙，皆表证发汗药。而桂枝治汗出、恶风；麻黄治无汗、恶寒；青龙治无汗而烦。三者皆欲微汗解。若汗多亡阳为虚，则烦躁不眠也。

阳明可下证第六

［大承气汤］

一武弁李姓，在宣化作警，伤寒五六日

矣。病者年逾七十。镇无医，抵郡召予。予诊视之曰：脉洪大而长，大便不通，身热，无汗。

予曰：此阳明证也，须下。病家曰：病者年逾七十，恐不可下。

予曰：热邪毒气并蓄于阳明，况阳明经络多血少气，不问老壮，当下。不尔，别请医治。主病者曰：审可下，一听所治。

予以大承气汤，半日，殊未知。诊其病，察其证，宛然在。

予曰：药曾尽否？主者曰：恐气弱不禁，但服其半耳。予曰：再作一服。亲视饮之，不半时间，索溺器，先下燥粪十数枚。次溏泄一行，秽不可近。未离，已中汗矣，濈然周身。一时顷汗止身凉，诸苦遂除。

次日，予自镇归，病人索补剂。予曰：服大承气汤得差，不宜服补剂，补则热仍复，自此但食粥，旬日可也。

故予治此疾终身，止大承气一服而愈，未有若此之捷。论曰：老壮者，形气也；寒热者，病邪也。脏有热毒，虽衰年亦可下，脏有寒邪，虽壮年亦可温，要之与病相当耳。失此是致速毙也，谨之。

阳明蜜兑证第七

［蜜煎导方］

庚戌仲春，艾道先染伤寒近旬日，热而自汗，大便不通，小便如常，神昏多睡，诊其脉，长大而虚。

予曰：阳明证也。乃兄景先曰：舍弟全似李大夫证①，又属阳明，莫可行承气否？

予曰：虽为阳明，此证不可下。仲景阳明自汗，小便利者，为津液内竭，虽坚不可攻，宜蜜兑导之。作三剂，三易之，先下燥粪，次泄溏，已而汗解。

论曰：二阳明证虽相似，然自汗小便利者，不可荡涤五脏，为无津液也。

然则伤寒大证相似，脉与证稍异，通变为要，仔细斟酌。正如以格局看命，虽年月日时皆同，贵贱穷通不相侔者，于一时之顷，又有浅深也。

---

① 见“汗后疮疡证第七十四”：“李琛大夫病伤寒，发热，面目俱赤，气上冲，腹满，大小便闭，无汗，脉紧而长。”

肾虚阳脱证第八

朱保义抚辰，庚戌春权监务。予一日就务谒之，见拥炉忍痛，若不禁状。予问所苦？小肠气痛，求予诊之。六脉虚浮而紧。

予曰：六脉虚浮而紧，非但小肠气，恐别生他疾。越数日再往，卧病已五日矣。入其室，见一市医孙尚者供药。予诊之曰：此阴毒证，肾虚阳脱，脉无根蒂，独见于皮肤，黄帝所谓悬绝，仲景所谓瞥如羹上肥也。早晚喘急，未几而息已高矣。

孙生尚①与术附汤，灸脐下。予曰：虽卢扁之妙无及矣。是夕死。

故论伤寒以真气为主。论曰：伤寒不拘阴证阳证、阴毒阳毒，要之真气强壮者易治，真气不守，受邪才重，便有必死之道。何也？

阳证宜下，真气弱，则下之便脱；阴证宜温，真阴弱，温之则客热便生。故医者难于用药，非病不可治也，主本无力也。

经曰：阳胜则身热，腠理闭，喘粗为之俯仰，汗不出而热，齿干以烦冤，腹满死。阴胜则身寒，寒则厥，厥则腹满死。帝曰：调此二者奈何？岐伯曰：女子二七天癸至，七七止。男子二八精气溢，八八止。妇人月事以时下，故七欲损

---

① 孙生尚，即孙尚。

也。男子精欲满，不欲竭，故八欲益也。如此则男妇身常无病，无病精气常固，虽有寒邪，易于调治，故曰二者可调。是知伤寒，真气壮者易治也。

脐中出血证第九 ［姜附汤］

一妇人得伤寒数日，咽干，烦渴，脉弦细。医者汗之，其始衄血，继而脐中出血，医者惊骇而遁。

予曰：少阴强汗之所致也。盖少阴不当发汗。仲景云：少阴强发汗，必动其血，未知从何道而出，或从口鼻，或从耳目，是为下厥上竭，此为难治。仲景云无治法，无药方。

予投以姜附汤，数服血止，后得微汗愈。

论曰：本少阴证而误汗之，故血妄行，自脐中出。若服以止血药，可见其标而不见其本，予以治少阴之本而用姜附汤，故血止而病除。

阴中伏阳证第十 ［破阴丹］

乡人李信道，权狱官。得病六脉俱沉不

见，深按至骨则弦细有力，头疼，身温，烦躁，手指末皆冷，中满，恶心。

更两医矣。而医者不晓，但供调药。予往视之，曰：此阴中伏阳也。仲景方无此证，而世人患者多。若用热药以助之，则阴邪隔绝，不能引导其阳，反生客热；用寒药，则所伏真火愈见销铄。须是用破阴丹、行气导水夺真火之药，使火升水降，然后得汗而解。

予令以冷盐汤下破阴丹三百丸，作一服。不半时，烦躁狂热，手足渐温，谵语躁扰。

其家甚惊。予曰：汗证也，须臾稍宁。略睡，濈然汗出，自昏达旦方止，身凉而病除。

（破阴丹方：硫黄、水银各一两，结沙子青皮半两，为末，面糊和丸桐子大，每服三十丸，冷盐汤送下。出《中藏经·方脉举要》）

伤寒暴死证第十一

己未岁，一时官病，伤寒，发热、狂言、烦躁，无他恶证。

四日死。

或者以为两感，然其证初无两感证候。是岁得此疾，三日、四日死者甚多，人窃怪之。

予叹之曰：是运使然也。已为土运，土运之岁，上见太阴，盖太乙天符为贵人。中执法者，其病速而危；中行令者，其病徐而持；中贵人者，其病暴而死，谓之异也。又曰：臣为君则逆，逆则其病危，其害速。是年少宫土运，木气大旺，邪中贵人，故多暴死。气运当然，何足怪也。

夜间不眠证第十二

［猪苓汤，当归、地黄、麦门冬、芍药、乌梅］

陈姓士人，初得病，身热，脉浮，自汗。医者麻黄汤汗之，发热愈甚，夜间不得眠，头重，烦闷，悸悸然。

中风证强责汗之过也。仲景云：太阳病，发汗后，大汗出，胃中干燥，不得眠，其人欲得饮水者，少少与之，令胃气和则愈。

予先与猪苓汤，次投之以当归、地黄、麦门冬、芍药、乌梅之类，为汤饮之，不汗而愈。

论曰：《黄帝针经》曰：卫气者，昼行阳，夜行阴，卫气不得入于阴，常行于外，行于外则阳满，满则阳跷盛而不得入于阴，阴虚则夜不得眠也。今津液内竭，胃中干燥，独恶于阳，阴无所归，其候如此。故以当归、地黄补血，用乌梅以收之，故不汗自愈。

大柴胡汤证第十三 [大柴胡汤，大黄]

羽流蒋尊病，其初心烦、喜呕，往来寒热、脉洪大而实。

医初以小柴胡汤与之，不除。予诊之曰：脉洪大而实，热结在里，小柴胡安能除也。仲景云：伤寒十余日，热结在里，复往来寒热者，与大柴胡。二服而病除。

论曰：大黄为将军，故荡涤实热，在伤寒为要药。今大柴胡汤不用，诚误也。王叔和曰：若不加大黄，恐不名大柴胡。须是酒洗生用，乃有力。

昔后周姚僧垣名善医，上因发热，欲服大黄。僧垣曰：大黄乃是快药，至尊年高，不宜轻用。上弗从，服之，遂不起。

及至元帝有疾，诸医者为至尊至贵，不可轻服，宜用平药。僧垣曰：脉洪而实，必有宿食，不用大黄，病不能除。上从之，果下宿食而愈。

此明合用与不合用之异也。

阳明急下证第十四 [大柴胡汤]

乡里豪子得伤寒，身热，目痛，鼻干，不眠，大便不通，尺寸俱大，已数日矣。自昨夕，汗大出。

予曰：速以大柴胡下之。众医骇然，曰：阳明自汗，津液已竭，当用蜜兑，何故用大柴胡药？予曰：此仲景不传妙处，诸公安知之？予力争，竟用大柴胡，两服而愈。

论曰：仲景论阳明云：阳明病，多汗者，急下之。人多谓已自汗，若更下之，岂不表里俱虚也。论少阴云：少阴病一二日，口干燥者，急下之。人多谓病发于阴，得之日浅，但见干燥，若更下之，岂不阴气愈盛也。世人罕读，予以为不然，仲景称急下之者，亦犹急当救表，急当救里。凡称急者，急下之有三处。才觉汗出多，未至津液干燥，速下之，则为径捷，免致用蜜兑也。盖用蜜兑，已是失下，出于不得已耳。若胸中识得了了，何疑殆之有哉。

伤寒自解证第十五 [抑阴助阳温剂]

闽人李宗古得疾，口中气热，唇干，

屈体卧，足冷，舌上有苔。予诊之，尺寸俱紧。

或者谓：气热口干，疑其阳胜；蜷足卧、足冷，疑其阴胜；而又阴阳俱紧，是诚可疑也。若不熟读仲景方法，何能治？予曰：尺寸俱紧，是寒邪胜也。仲景云：阴阳俱紧，法当清。邪中于上焦。又云：阴阳俱紧，口中气出，唇干舌燥，蜷卧足冷，鼻中涕出，舌上苔滑，勿妄治也。到七日以来，其人发热，手足温者，此为欲解。

盖以上证候，皆是阴盛阳弱，故仲景云勿妄治者，诚恐后人之疑也。

故予以抑阴助阳温剂与之，紧脉渐退，四体和，不汗而自解矣。

热入血室证第十六

[一呷散，小柴胡汤，生地黄]

辛亥二月，毗陵学官王仲景妹，始伤寒，七八日，昏塞，喉中涎响如锯，目瞑不知人，病势极矣。予诊之，询其未昏塞以前证，母在侧曰：初病四五日，夜间谵语，如见鬼状。予曰：得病之初，正值经候来否？答曰：经水方来，因身热病作而自止。

予曰：此热入血室也。仲景云：妇人中风发热，经水适来，昼日明了，夜则谵语，发作有时，此为热入血室。医者不晓，例以热药补之，遂致胸膈不利，三焦不通，涎潮上脘，喘急息高。

予曰：病热极矣。先当化其涎，后当除其热，无汗而自解矣。

予急以一呷散投之，两时间，涎定得睡，是日遂省人事。自次日，以小柴胡汤加生地黄，三投热除，无汗而解。

筋惕肉瞤证第十七

[真武汤，清心丸，竹叶汤]

乡里市人姓京，鬻绳为业，谓之京绳子。其子年近三十，初得病，身微汗，脉弱，恶风。

医者误以麻黄汤汗之，汗遂不止，发热，心痛，多惊悸，夜间不得眠卧，谵语，不识人，筋惕肉瞤，振振动摇。

医者以镇心惊风药治之。予视之曰：强汗之过也。仲景云：脉微弱，汗出恶风者，不可服青龙汤，服之则筋惕肉瞤，此为逆也。惟真武汤可救之。仲景云：太阳病发汗，汗出不解，其人仍发热，心下悸，身瞤动，振振欲擗地者，真武汤主之。

予三投而大病除，次以清心丸、竹叶汤解余毒，数日差。

阳明当下证第十八 [大柴胡汤]

乡人李生，病伤寒，身热，大便不通，烦渴，郁冒。

一医以巴豆丸下之，虽得溏利，而病宛然如旧。

予视之曰：阳明热结在里，非大柴胡、承气不可，巴豆止去寒积，岂能荡涤邪热温毒耶？亟进大柴胡，三服而溏利止，中夜汗解。

论曰：仲景一百十三方，丸者有五，理中、陷胸、抵当、麻仁、乌梅也。理中、陷胸、抵当皆大弹丸，煮化而服之，与汤散无异。至于麻仁治脾约、乌梅治湿䘌，故须小丸达下部。其他皆入经络，逐邪毒、破坚癖、导血、润燥屎之类，必凭汤剂也。未闻巴豆小丸以下邪毒，且如巴豆性热大毒，而病热人服之，非徒无益，而为害不小矣。李生误服不死，其大幸欤！

桂枝加葛根汤证第十九 [桂枝加葛根汤]

庚戌，建康徐南强得伤寒，背强，汗出，恶风。

予曰：桂枝加葛根汤证。病家曰：他医用此方，尽二剂而病如旧，汗出愈加。

予曰：得非仲景三方乎？曰：然。

予曰：误矣。是方有麻黄，服则愈见汗多，林亿谓止于桂枝加葛根汤也。予令去①而服之，微汗而解。

葛根汤证第二十 [葛根汤]

市人杨姓者，病伤寒。无汗，恶风，项虽屈而强。

① 所去为麻黄也。

医者以桂枝麻黄各半汤与之。

予曰：非其治也。是谓项强几几，葛根证也。三投，濈濈然微汗解，翌日项不强，脉已和矣。

论曰：何谓几几，如短羽鸟之状，虽屈而强也。谢复古①谓病人羸弱，须凭几而起，非是，此与成氏②解不同。

刚痓证第二十一 ［承气汤，续命汤］

宣和戊戌，表兄秦云老病伤寒。身热，足寒，颈项瘛疭。医作中风治，见其口噤故也。予诊其脉实而有力，而又脚挛啮齿，大便不利，身燥无汗。

予曰：此刚痓也。先以承气汤下之，次以续命汤调之，愈矣。

论曰：《五常政大论》曰：赫曦之纪，上羽与正徵同，其收齐，其病痓。盖戊太阳寒水羽也。戊火运，正徵也。太过之火，上见太阳，则天气且刚，故其收齐，而人病痓者，过气然耳。火木遇，故年病，此证多刚痓。

---

① 谢复古，宋代医家。

② 成氏，指宋代医家成无己。

厥阴证第二十二 [苓桂术甘汤，乌梅丸]

里中一中表病，昨曾吐，渴甚，饮水不止，胸中热疼，气冲心下，八九日矣。脉来沉而缓迟。

医者或作中暍，或作奔豚。予诊之曰：证似厥阴，曾吐虫否？

曰：昨曾吐蛔。予曰：审如是，厥阴证也。可喜者，脉来沉而缓迟耳。

仲景云：厥阴为病，消渴，气上撞心，饥不欲食，食则吐蛔。又曰：厥阴病，渴欲饮水者，少少与之愈。

今病人饮水过多，乃以茯苓甘草白术桂枝汤治之，得止。后投以乌梅丸，数日愈。

论曰：病至厥阴，若太阳传者，三阴三阳皆已遍。惟恐脉强则肝邪盛，脾土受克，故舌卷囊缩而死。今脉来迟缓而沉，则土脉得气，脾不受克，故有可喜之道。仲景云：卫气和，名曰缓，营气和，名曰迟，迟缓相搏名曰沉。又曰：寸口脉缓而迟，缓则阳气长，其色鲜，其颜光，其声商。迟则阴气盛，骨髓满，精血生，肌肉紧。营卫俱行，刚柔相济，岂非安脉耶！

太阴证第二十三 [理中丸，五积散]

曹生初病伤寒，六七日，腹满而吐，食不下，身温，手足热，自利，腹中痛呕恶心。脉细而沉。

医者谓之阳多，尚疑其手足热，恐热蓄于胃中而吐呕，或见吐利而为霍乱。

请予诊，其脉细而沉，质之曰：太阴证也。太阴之为病，腹满而吐，食不下，自利益甚，时腹自痛。

予止以理中丸，用仲景云如鸡子黄大，昼夜投五六枚，继以五积散，数日愈。

论曰：予见世医论伤寒，但称阴证阳证。盖仲景有三阴三阳，就一证中，又有偏胜多寡，须是分明辨质，在何经络，方与证候相应，用药有准。且如太阴、少阴，就阴证中自有补泻，岂可止谓之阴证也哉！

太阳中暍证第二十四 [瓜蒂散]

毗陵一时官得病，身疼痛，发热，体重，其脉虚弱。

人多作风湿，或作热病，则又疑其脉虚弱不敢汗也，已数日矣。

予诊视之，曰：中暍证也。仲景云：太阳中暍者，身热体疼，而脉微弱。此以夏月伤冷水，水行皮中所致也。予以瓜蒂散治之，一呷而愈。

论曰：仲景论有三证，一则汗出恶寒，身热而渴，此太阳经中暍也。一则发热恶寒，身疼痛，其脉弦细芤迟。一则夏月伤冷水，水行皮中，身热，疼痛重而脉微弱。不可下，不可行温针。

上二证皆宜用白虎加人参汤，后一证宜用瓜蒂散，方治不见于本论，而见于《金匮要略》。其脉证云：治太阳中暍，身热疼痛，而脉微弱者，夏月伤冷水，水行皮中所致，宜瓜蒂散。盖谓此也。

指甲黑青证第二十五

乾明僧人，病伤寒，目赤，颇渴，咽干，饮水无算，腰疼，身热，脉沉而微细。

此少阴证也。

恣纵不慎忌，乃饮水，遂致痞气，痞气结聚，身如被杖，数日变为阴毒矣。脉见于皮肤上，大而且虚，鼻中如烟煤，甲青，须臾发喘。

是夕死。

论曰：扁鹊云：手足爪下青黑者死。宋迪《阴证诀》云阴毒盛，则指甲黑青。病至此则为不治。

瞪目直视证第二十六

田仲容，得伤寒数日，身热，手足时厥，

腹满，瞪目直视，狂言不识人。

予诊之曰：不可治也，心肾俱绝矣。夜死。

论曰：仲景云：直视摇头，此为心绝也。又曰：狂言，反目直视，此为肾绝也。目者，五脏精华之所聚，今直视而不眴，则知五脏有死绝矣，故不治。

舌卷囊缩证第二十七

句容县豪子李姓，初得伤寒，手足冷，气上冲心，饥不欲食，脉紧而弦。

予诊曰：厥阴悉具，脉有刑克，最忌舌卷囊缩。翌日，卷舌而死。

论曰：《内经》云：厥阴者肝也，肝者筋合之。筋者聚于阴器，络于舌本。厥阴之气绝，故舌卷而囊缩也。

循衣摸床证第二十八

仪征一妇，病伤寒八九日，发热，昏闷不

识人，手循衣缝，摸床谵语，不识人事。脉涩而小便不利。

他医不识，或汗或利，旬日增甚。予诊之曰：此脉涩而小便不利，不可治也。翌日死。

论曰：华佗云，病人循衣摸床谵语，不可治。仲景云：伤寒吐下后不解，不大便五六日，发潮热不识人，循衣撮空，微喘直视，脉弦者生，脉涩者死。又云：小便利者，可治。今脉涩，小便不利，见其两死，不见一生，吾莫能为也。

邪入大经证第二十九 [四逆温剂]

维扬谢康中，任仪征酒官，咽干，烦渴，腰疼，身热，脉细而微急。

予诊视之曰：此真少阴证也。六经之中，少阴难治。少阴病传之经络，此证有补泻法。仲景泻者用承气，补者用四逆，误之则相去远矣。此证当温，勿以水证为疑也。

予适以事出境，后七日归，则为他医汗之矣。经络既虚，邪毒流入大经之中，手足瘛疭，如惊痫状，其家狼狈求救。

予曰：不可治也，予验此甚多，是谓邪入大经。不旋踵，其家已哭矣。

太阳桂枝证第三十

[桂枝汤]

乡人吴德甫得伤寒，身热，自汗，恶风，鼻出涕，关以上浮，关以下弱。

予曰：此桂枝证也，仲景法中第一方，而世人不究耳。使公服之，一啜而微汗解，翌日诸苦顿除。

公曰：仲景法如此径捷，世人何以不用？予应之曰：仲景论表证，一则桂枝，二则麻黄，三则青龙。桂枝则治中风，麻黄治伤寒，青龙治中风见寒脉、伤寒见风脉。此三者，人皆能言之，而不知用药对证之妙处，故今之医者多不喜用，无足怪也。

且脉浮而缓，中风也，故啬啬恶寒，淅淅恶风，翕翕发热，仲景以桂枝对之。

脉浮紧而涩，伤寒也，故头痛发热，身疼腰痛，骨节皆疼，恶风，无汗而喘，仲景以麻黄对之。

至于中风脉紧、伤寒脉浮缓，仲景皆以青龙对之。

何也？予尝深究三者，审于证候脉息，相对用之，无不应手而愈。何以言之？

风伤卫，卫，气也；寒伤营，营，血也；营行脉中，卫行脉外。

风伤卫，则风邪中于阳气，阳气不固，发越而为汗，是以汗出而表虚，故仲景用桂枝以发汗、芍药以利其血。盖中风病在脉之外，其病稍轻，虽同曰发汗，特解肌之药耳。故桂枝证云；令遍身漐漐，微似有汗者益佳，不可如水淋漓，病必不除。是知中风，不可大发其汗，反动营血，邪乘虚而居中，故病不除也。

寒伤营，则寒邪干于阴血，而营行脉中者也。寒邪客于脉中，非特营受病也，邪自内作，则并于卫气，犯之久则浸淫及骨，是以汗不出而热，烦冤，仲景以麻黄大发其汗，又以桂枝辛甘助其发散，欲损其内外之邪、营卫之病耳。大抵二药皆发汗，而桂枝则发卫之邪，麻黄并卫与营而治之。

仲景桂枝第十九证云：病常自汗出者，此为营气和，营气和者外不谐，以卫气不共营气和谐故耳。营行脉中，卫行脉外，复发其汗，营卫和则愈，宜桂枝汤。又第四十七证云：发热汗出者，此谓营弱卫强，故使汗出。欲救风邪，宜桂枝汤。是知中风汗出者，营和而卫不和也。又第一卷云：寸口脉浮而紧，浮则为风，紧则为寒，风则伤卫，寒则伤营，营卫俱病也。麻黄汤中并桂枝而用，此仲景之意欤。

至于青龙，虽治伤寒见风脉、伤风见寒脉，然仲景云：汗出恶风，不可服之，服之则厥逆，筋惕肉瞤。故青龙一证尤难用，须是形证的当，然后可行。王实大夫①证治中，止用桂枝麻黄各半汤代之，盖慎之也夫。

桂枝证第三十一 [桂枝汤]

里间张太医家，一妇病伤寒，发热，恶

① 宋代医家。

风，自汗，脉浮而弱。

予曰；当服桂枝，彼云家有自合者，予令三啜之，而病不除。予询其药中用肉桂耳。予曰：肉桂与桂枝不同，予自治以桂枝汤，一啜而解。

论曰：仲景论用桂枝者，盖取桂枝轻薄者耳，非肉桂之肉厚也。盖肉桂厚实，治五脏用之，取其镇重。桂枝清轻，治伤寒用之，取其发散。今人一例，是以无功。

少阴证第三十二 [吴茱萸汤]

有人病伤寒数日，自汗，咽喉肿痛，上吐下利。其脉三部俱紧。

医作伏气。予诊之曰：此证可疑，似是之非，乃少阴也。其脉三部俱紧，安得谓之伏气？伏气脉必浮弱，谓非时寒冷，着人肌肤，咽喉先痛，次下利者是也。近虽有寒冷不时，然当以脉证为主，若误用药，其毙可待。

予先以吴茱萸汤救之，次调之以诸药而愈。

论曰：仲景论伏气之病，其脉微弱，喉中痛，似伤寒，非喉痹也，实咽中痛，今复下利。仲景少阴云：病人手足俱紧，反汗出者，亡阳也，此属少阴证，法当咽痛而复吐利。此证见少阴篇。今人三部脉俱紧，而又自汗咽痛下利，与伏气异。

然毫厘之差，千里之谬，须讲熟此书，精详分别，庶免疑惑矣。

少阳证第三十三

［小柴胡汤，牡蛎四逆汤，桂枝柴胡各半汤］

市人周姓者，同里俱病，头痛发热，耳聋目赤，胸中满闷。

医中见外证胸满，遂吐之。既吐后，病宛然在。

又见其目赤，发热，复利之，病不除，惴惴然恂。

予诊视之，曰：少阳误吐下之过也。仲景云：少阳中风，两耳无闻，目赤，胸满而烦者，不可吐下，吐下则惊而悸，此当用小柴胡汤，今误吐下，遂成坏证矣。

乃以牡蛎四逆汤调于前，继之以桂枝柴胡各半汤，旬日差。

论曰：仲景虽云三阳受病，未入于脏者可汗。然少阳脉弦细，则不可汗，将入少阴经也。若误吐下之，是逆之，且当以救逆，先待惊悸定，后治余证，此所谓急其所当先也。

两感证第三十四

族弟初得病，头痛，口干烦渴。第三日，予往视之，则已耳聋囊缩，昏冒不知人，厥逆，水浆不下矣。

予曰：速治后事，是谓两感证，不可治矣。越三日死。

论曰：仲景论伤寒两感云：凡伤于寒，热虽甚不死。若两感于寒而病者，必死。又曰：两感病俱作，治有先后，发表攻里，本自不同。

既云必死，又云治有先后，何也？大抵此病，表里双传，脏腑俱病，患此者十无一生，故云必死。然仲景岂以己见而重诬后人哉？故有发表攻里之说，以勉后人，恐万世后遇大圣而得之，不欲绝望于后人，仲景之心仁矣。

三阳合病证第三十五 [白虎汤]

有市人李九妻，患腹痛，身体重，不能转侧，小便遗失。

或作中湿治。予曰：非是也，三阳合病证。仲景云见阳明篇第十证：三阳合病，腹满身重，难转侧，口不仁，面垢，谵语，遗尿。不可汗，汗则谵语；下则额上汗出，手足逆冷。

乃三投白虎汤而愈。

白虎加人参汤证第三十六 [白虎加人参汤]

从军王武经病，始呕吐。误为医者下之，已八九日，而内外发热。脉虚大。

予诊之曰：当行白虎加人参汤。或云：既吐复下，是里虚矣，白虎可行乎？

予曰：仲景云见太阳篇二十八证：若下后，七八日不解，热结在里，表里俱热者，白虎加人参汤。证相当也。盖吐者为其热在胃脘，而脉致令虚大，三投而愈。

论曰：仲景称伤寒若吐下后七八日不解，热结在里，表里俱热者，人参白虎汤主之。又云：伤寒脉浮无汗，发热不解，不可与白虎汤。又云：脉滑为表有热，里有寒，白虎汤主之。国朝林亿校正，谓仲景此法必表里字差矣，是大不然。大抵白虎能除伤寒中暍，表里发热，故前后证或云表里俱热，或云表热里寒，皆可服之，宜也。中一证称表不解不可服者，以其宜汗发热，此全是伤寒麻黄与葛根汤证，安可行白虎？林但见所称表里不同，便谓之差，是亦不思不精之过也。

发热恶寒证第三十七 ［桂枝汤］

人患发热、恶寒、自汗、脉浮而微弱。

予以三服桂枝投之，遂愈。

仲景云：太阳中风，阳浮而阴弱者，汗自出，啬啬恶寒，淅淅恶风，翕翕发热，宜桂枝汤。论曰：仲景云：假令寸口脉微，名曰阳不足，阴气上入阳中，则洒淅恶寒也。尺脉弱，名曰阴不足，阳气下陷入阴中，则发热。此医发其汗，使阳气微，又大下之，使阴气弱，此为医所病而然也。大抵阴不足阳从之，故阳内陷发热；阳不足阴往乘之，故阴上入阳中，则恶寒。阴阳不归其分，是以发热恶寒也。故孙真人云：有热不可大攻之，热去则寒起。

结胸可下证第三十八 ［陷胸汤］

维扬李寅，始病头疼、发热、恶风。

医者下之，忽尔心下坚硬，项强，短气。脉不浮，心不烦躁。

宛然结胸中证也。予曰：幸尔脉不浮，心不烦躁，非陷胸汤不可。投之，一宿乃下。

论曰：仲景言病发于阳而反下之，热入于胸，因作结胸者，以下之太早故也。盖恶寒尚有表证未罢而下之，故阳气内陷，膈内拒痛。脉浮者不可下，下之则死。结胸烦躁者必死。此是恶证，辨者仔细。

结胸可灸证第三十九

[以黄连饼子灸脐中，和气解肌药]

城东李氏子，年十八，病伤寒结胸，状如痓，自心至脐，手不可近，短气心烦。自关以上浮大。

真结胸也，医者便欲下之。予适过其门，见其仓惶面无色。予曰：公有忧色，何也？曰：以长子病伤寒作结胸证，医者将下之而犹豫。予就为诊之，自关以上浮大。

表证未罢，不可下也。曰：事急矣。

予以黄连饼子，灸脐中数十壮，得气下，心腹软。继以和气解肌药，数日差。当时若下，定是医杀。

汗后呃逆证第四十　［小柴胡汤］

张保义，得汗后，呃逆。六脉尚躁。

或者以胃虚则哕，故呃逆也。投以干姜、橘皮等汤，不下。命予治之。

予曰：此证不可全作胃虚治，六脉尚躁，是余毒未解耳。

投以小柴胡汤，两啜而愈。

漏风证第四十一　［术附汤］

癸卯秋九月，牒试淮南僧台，同试有建阳彭子静得疾，身热，头痛，呕逆，自汗如洗，已数日矣。

召予诊视，谓予曰：去试不数日，而疾势如此，为之奈何？予曰：误服药多矣，此证当先止汗，幸无忧也。

予作术附汤与之，三投而汗止。次日，微汗漐漐，身凉，

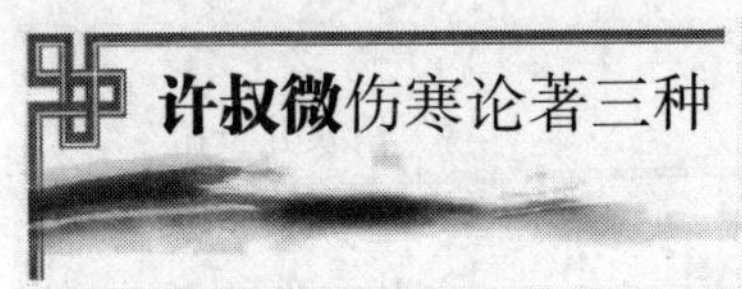

五日而得愈。

小便出血证第四十二

［（桃核承气汤）、芍药地黄汤］

里人有病中脘吐，心下烦闷，多昏睡，倦卧，手足冷。十余日不差，忽尔通身大热，小便出血。脉细弱，脐下不痛。

病中脘吐，心下烦闷，多昏睡，倦卧，手足冷，盖少阴证也。

十余日不差，忽尔通身大热，小便出血。予曰：阴虚者，阳必凑之，今脉细弱，而脐下不痛，未可下桃仁承气，且以芍药地黄汤，三投而愈。

妊娠伤寒脚肿证第四十三

［刺劳宫、关元穴］

里巷一妇人，妊娠得伤寒，自腰以下肿满。

医者或谓之阻，或谓之脚气，或谓之水分。予曰：此证受胎脉也，病名曰心实，当利小便。医者曰：利小便是作水分治，莫用木通、葶苈、桑皮否？

曰：当刺劳宫、关元穴。医大骇，曰：此出何家书？予曰：仲景《玉函经》曰：妇人伤寒，妊娠及七月，腹满，腰以下如水溢之状，七月太阴当养不养，此心气实，当刺劳宫及关元，以利小便则愈。予教令刺穴，遂差。

风温证第四十四

[葳蕤汤、独活汤（知母石膏汤、防己黄芪汤）]

己酉，虏骑破淮阴，疫疠大作，时有王朝奉寓天庆得疾，身热自汗，体重难以转侧，多眠，鼾睡。

医作三阳合病，或作漏风证，治之不愈。予曰：此风温病，投以葳蕤汤、独活汤，数日差。

论曰：仲景云见太阳病脉篇：太阳病，发热而渴，不恶寒者为温病。若发汗已，身灼热者，名曰风温。风温为病，脉阴阳俱浮，自汗出，身重，多眠睡，鼻息必鼾，语言难出。若被下者，小便不利，直视失溲。若被火者，微发黄色，剧则如惊痫，时瘛疭。

又云：阳脉浮滑，阴脉濡弱，更遇于风，变为风温。大抵

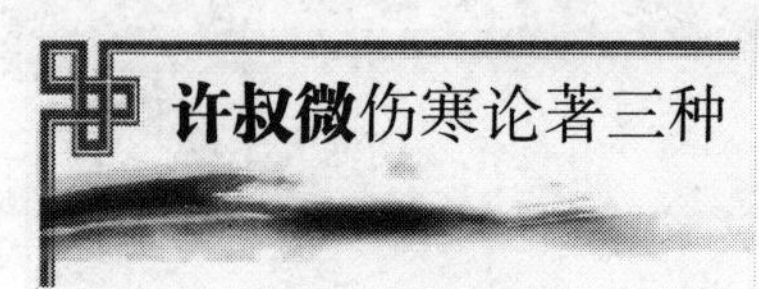

温气大行，更遇风邪，则有是证。令当春夏，病此者多，医作伤寒漏风治，非也。不是火不可下，不可大发汗，而仲景无药方。古法谓可取手少阴火、足厥阴木，随经所在而取之，故用葳蕤汤、独活汤辈为宜。若发热无下证者，当用知母石膏汤。误汗之，则防己黄芪汤救之。

狐蜮证第四十五 [雄黄丸、泻心汤]

句容县东豪子李姓者，得伤寒数日，村落无医，易师巫者五六日矣。或汗下，杂治百出，遂成坏病。予时自江北避寇，遁伏江左，求宿于其家，夜半闻呻吟声，询之，云患伤寒逾旬矣。予为诊视，其脉见于上下，唇皆已蠹蚀，声嘶而咽干，舌上白苔，齿无色。

予曰：病名狐蜮，杀人甚急。秉烛为作雄黄丸、泻心汤投之，数日差。

发黄证第四十六 [茵陈汤、五苓散]

五月避地维扬，东面里沙中一豪子，病伤

寒八九日，身体洞黄，鼻目皆痛，两髆及项、头、腰皆强急，大便涩，小便如金。头面有汗，项以下无之。予诊曰：脉紧且数。

其病脾先受湿，暑热蕴蓄于足太阴之经，宿谷相搏，郁蒸而不得泄，故使头面有汗，项以下无之。若鼻中气冷，寸口近掌无脉则死。

今脉与证相应，以茵陈汤调五苓散与之，数日差。

湿家发黄证第四十七

［瓜蒂散（瓜蒂、赤小豆、秫米）］

人病身体疼痛，面黄喘满，头痛，自能饮食，大小便如常。脉大而虚，鼻塞且烦。

或者多以茵陈五苓散与之。予诊其脉曰：大而虚，鼻塞且烦，其证如前，则非湿热与宿谷相搏，乃头中寒湿。

仲景云：疼痛发热，面黄而喘，头痛，鼻塞而烦，其脉大，自能饮食，腹中和无病，病在头中寒湿，故鼻塞，纳药鼻中则愈。

而仲景无药方，其方见《外台·删繁》，证云：治天行热毒，通贯脏腑，沉鼓骨髓之间，或为黄疸，须瓜蒂散。瓜蒂二七枚，赤小豆、秫米各二七枚，为末，如大豆许，内鼻中，搐鼻当出黄水。慎不可吹入鼻中深处。

黄入清道证第四十八

[瓜蒂散（瓜蒂、赤小豆、秫米）]

夏有高师病黄证，鼻内酸疼，身与目如金色，小便赤涩，大便如常，眼睛疼，鼻额痛。

则知病不在脏腑。今眼睛疼，鼻额痛，则知病在清道中矣。清道者，华盖肺之经也。

若服大黄，则必腹胀为逆。当用瓜蒂散，先含水，次搐之，令鼻中黄水尽则愈。如其言，数日而病除。

先汗后下证第四十九

[桂枝麻黄各半汤、小柴胡汤]

己酉夏，一时官病伤寒，身热，头疼，无汗，大便不通，已五日矣。腹不满，别无所苦。

予适自外邑归城，访之，见医者治大黄、

芒硝辈，将下之矣。予曰：子姑少待，予适为诊视。视之脉缓而浮，卧密室中，自称恶风。

予曰：病人表证如此，虽大便闭，腹且不满，别无所苦，何遽便下？于仲景法，须表证罢方可下。不尔，邪毒乘虚而入内，不为结胸，必为协热利也。

予作桂枝麻黄各半汤，继之以小柴胡汤，漐漐然汗出，大便通，数日愈。

论曰：仲景云：伤寒病多从风寒得之，始表中风寒，入里则不消矣。拟欲攻之，当先解表，方可下之。若表已解，而内不消，大满大坚，实有燥屎，方可议下。若不宜下而遽攻之，诸变不可胜数，轻者必笃，重者必死。

太阳瘀血证第五十 [抵当汤]

仇景莫子仪，病伤寒七八日，脉微而沉，身黄发狂，小腹胀满，脐下如冰，小便反利。

医见发狂，以为热毒蓄伏心经，以铁粉、牛黄等药，欲止其狂躁。予诊之曰：非其治也，此瘀血证尔。仲景云：阳病身黄，脉沉结，小腹硬，小便不利，为无血；小便自利，其人如狂者，血证也，可用抵当汤。再投而下血几数升，狂止，得汗而解。

经云：血在下则狂，在上则忘。太阳，膀胱经也，随经而蓄于膀胱，故脐下胀，自阑门渗入大肠，若大便黑者，此其验也。

阴病阳脉证第五十一

［金液来复，灸脐下丹田］

刘中道初得病，四肢逆冷，脐中筑痛，身疼如被杖。盖阴证也。急投金液来复之类，其脉得沉而滑。

盖沉者阴证也，滑者阳脉也。病虽阴而是阳脉，仲景所谓阴证见阳脉生也。于是再灸脐下丹田百壮，谓手足温，阳回体热而汗解。

或问：滑脉之状如何？曰：仲景云翕奄沉名曰滑。古人论滑脉，虽云往来前却流利，转替替，然与数相似，曾未若仲景三语而足也。翕合也，言张而复合也，故云翕为正阳。沉言脉降而下也，故曰沉为纯阴。方翕而合，俄降而下。奄谓奄忽之间复降也。仲景论滑脉，方为谛当也。

辨少阴脉紧证第五十二

玄华得伤寒六七日，烦，昏睡，多吐呕，小便白色，自汗出，予诊其脉，寸口尺中俱紧。

谓曰寒中少阴经中，是以脉紧，当作少阴治也。仲景云：病人脉紧反汗出，亡阳也，属少阴证，当咽痛而复吐利，盖谓此也。

有难者曰：《脉诀》以紧为七表，仲景以紧为少阴，紧脉为阴耶？予曰：仲景云：寸口脉俱紧者，口中气出，唇口干燥，蜷卧足冷，鼻中涕出，舌上白苔，勿妄治也。又云：紧则为寒。又云：曾为人所难，紧脉从何而来？师曰：假令亡汗，若吐，以肺里寒，故令脉紧。又曰：寸口脉微，尺中紧，其人虚损多汗。由是观之，则是寒邪入经络所致，皆虚寒之脉也。其在阳经则浮而紧，在阴经则沉而紧。故仲景云：浮紧者，名为伤寒。又云：阳明脉浮而紧者，必潮湿。此在阳则脉浮而紧者。仲景又云：病人脉阴阳俱紧者，属少阴。又云：寸口脉微，尺脉紧，其人虚损多汗，则阴常在，绝不见阳。又云：少阴脉紧，至七八日，自下利，脉暴微，手足反温，脉紧反去者，此欲解也。此在阴沉而紧也。仲景云：浮为在表，沉为在里，数为在腑，迟为在脏。欲知表里脏腑，先以浮沉迟数为定，然后兼余脉而定阴阳也，若于《脉诀》而言则疏矣。故予尝谓伤寒脉者，当以仲景脉为准法。

青筋牵引证第五十三 ［柴胡地黄汤］

吴德甫戊申春病伤寒，先寒后热，项筋强急，脚蜷缩不得伸。

医者欲以麻黄辈除其颈强，又欲桂枝加附除其足缩。予曰：皆非治也，此时行疫气，病为青筋牵引，投以柴胡地黄汤，三服而病已。

论曰：庞安常论四时受乖气而成脏腑阴阳湿毒者，春名青筋牵，夏曰赤脉攒，秋名白气狸，冬名黑骨温毒，四季中十八日名黄肉随。春气在头项，使人青筋牵急，故先寒后热，脚缩不得伸，盖谓此。

夫天行之病，大则流毒天下，小则方次一乡，亦有遍着一家者。悉由气运郁结，变成乖戾之气，人命遭之所成病者，能调护将理，庶可免耳。

下脓血证第五十四 ［梅煎散］

远族人患伤寒，他医以阴证治之，硫黄、

附子相继而进，旬日大胀，下脓血，或如赤豆汁。

医尚作少阴证治，复下桃花汤治之。予因诊视曰：所误多矣，表里虚，热气乘虚入肠胃，而又投以燥药，是以下脓血也。遂投梅煎散，数剂愈。

刺阳明证第五十五

[麻黄汤、烧蒸之法、刺阳明穴]

庚戌五月，李氏病伤寒，身热，头痛，无汗，浑身疼痛，脉浮大而紧。

予投以麻黄汤，数服终不得汗，又多用张苗烧蒸之法，而亦不得。予教令刺阳明，少间汗出，漐漐遍身一时间，是夕身凉病退。

论曰：《刺热论》云：热病先手臂痛，刺阳明而汗出。又曰：刺阳明出血如大豆，立已。盖谓刺也，阳明穴，在手大指内侧，去爪甲角，手阳明脉之所出也。刺可入同身寸之一分，留一呼。

大凡伤寒热病，有难取汗者，莫如针之为妙。仲景云：凡治温病，可刺五十九穴。《素问》云：病甚者，为五十九刺。其详在注中。

阴阳交证第五十六

里有张姓者病伤寒，医汗之，汗虽出，身热如旧。予诊之曰：得汗宜身凉脉静喜食，今脉躁、身热、不食、狂言。

病名阴阳交，不可治也。果半日死。

《素问》黄帝问：有温病，汗出辄复热，而脉躁，病不为汗衰，狂言不能食，名何疾？岐伯曰：病名阴阳交，交者死也。人所以汗出者，皆生于谷，谷生于精，今邪气交争于骨肉而得汗者，是邪却而精胜也。精胜则能食而不复热矣。汗者，精气。今汗出而复热者，是邪胜也。不能食者，精无裨也。其寿可立而倾也。

阴阳易证第五十七 ［加豭鼠粪、烧裈散］

己巳，邻人王友生以贩京为业，蓄一婢，患伤寒，热八九日。予为治之，得汗而愈。未数日，生自病身热，头重不欲举，目中生花。

召予视之。予曰：是必伤寒初愈，妇人交接得之，即令阴头上必肿，小腹绞痛，然是阴阳易也。生曰：前患者婢子，意谓已安，遂与之交。翌日得此疾，良苦。予曰：失所治，必吐舌数寸而死。予作加豭鼠粪、烧裈散等，以利其毒气，旬日安。

叉手冒心证第五十八

［黄芪建中汤、真武汤、桂枝甘草汤］

乙巳六月，吉水谭商人寓城南，得伤寒八九日，心下惕惕然，以两手扪心，身体振振动摇。

他医以心痛治之，不效。予曰：此汗过多之所致也。仲景云：未持脉时，病人叉手自冒心，心下悸。所以然者，以重发汗，虚故如此。又云：发汗过多，其人叉手自冒心，心下悸，欲得按者，桂枝甘草汤证。

予投黄芪建中、真武及甘草桂枝，渐得平复。

伤寒耳聋证第五十九

［真武汤、白术附子汤］

戊申年，类试山阳，一时官病伤寒八九

日，耳聋而无闻。两手脉弱而无力，多汗惊悸。

楚医少阳治，意谓仲景称少阳受病，则胁痛而耳聋也。予诊之曰：两手脉弱而无力，非少阳证也。若少阳则渴饮水，心烦，但寐，咽痛，今俱无此证，但多汗惊悸，必汗过多所致也。仲景云：未持脉时，令病人咳而不咳者，两耳聋无所闻也。所以然者，因重发汗，虚故如此。病家曰：医者尝大发汗矣。

遂投以真武、白术附子汤辈，数日，耳有闻而愈。

扬手踯足证第六十

[麻黄汤]

己酉，王仲贤患伤寒，发热，头痛，不恶风，身无汗，烦闷，脉浮而紧，八九日不退。

予诊之曰：麻黄证也。所感多热，是以烦躁，遂投以麻黄汤三服。至暮，烦愈甚，手足躁乱，扬踯不止。

或以为发狂，须用寒药。予争之曰：此汗证也，幸勿忧，切忌乱服药。守一时须稍定，比寐少时，中汗出矣。仲景云：至六七日，三部大、手足躁乱者，欲解也，盖谓此耳。若行寒剂，定是医杀。

遗尿证第六十一 ［白虎加人参汤］

城南妇人，腹满身重，遗尿，言语失常。脉浮大而长。

他医曰：不可治也，肾绝矣，其家惊忧无措，密召予至，则医尚在座。乃诊之曰：何谓肾绝？医家曰：仲景谓溲便遗失，狂言反目直视，此谓肾绝也。予曰：今脉浮大而长，此三阳合病也，胡为肾绝？

仲景云：腹满身重，难以转侧，口不仁，谵语，遗尿，发汗则谵语，下之则额上生汗，手足厥冷，白虎证也。今病人谵语者，以不当汗而汗之，非狂言反目直视。须是肾绝脉，方可言此证。乃投以白虎加人参汤，数服而病悉除。

舌上滑苔证第六十二 ［栀子汤、小柴胡汤］

丁未五月，乡人邢原晖病伤寒，寒热往

来，心下郁闷，舌上白滑苔。

予曰：舌上滑苔有数证，有阴阳脉紧，鼻出涕者；有脏结而不可治者；有温瘴丹田有热者；有阳明胁下坚者。此证属阳明，宜栀子汤吐之于前，小柴胡继于其后，数日汗解而愈。

衄血证第六十三

［（麻黄汤）、犀角汤、地黄汤］

睢阳张士美，病伤寒七八日，口燥饮水而不咽入，俄而衄血，脉浮紧，身热。

医者云：伤寒，脉浮紧，不发汗，因致衄血者，属麻黄汤。

予曰：不可，古人虽云当汗不汗，热化为血，此证亦有不可汗者。仲景云：阳明病，口燥，但欲饮水而不咽者，必发衄。又云：衄家不可发汗，发汗则额上陷，不得眠，不能眴。

此止可用犀角汤、地黄汤，若当时行麻黄，必额上陷，直视不眠也。

伤寒胁痛证第六十四 [小柴胡汤]

董齐贤病伤寒数日，两胁挟脐痛不可忍。

或作奔豚治。予视之曰：非也。少阳胆经循胁入耳，邪在此经，故病心烦喜呕渴，往来寒热，默不能食，胸胁满闷，少阳证也。始太阳传入此经，故有是证。仲景云：太阳病不解，传入少阳，胁下满干呕者，小柴胡汤主之。

三投而痛止，续得汗解。

伤寒温疟证第六十五 [小柴胡汤加桂枝]

友人孔彦辅病伤寒，身大热，头痛，自汗，恶热。

阳明证也。此公不慎将理，病未除，当风取凉以自快，越半月，寒热大交作。脉阴阳俱盛。

予再视之，则为坏病温疟矣。仲景云：若十三日以上，更感异气，变为他病者，当依后坏病证而治之。若脉阴阳俱盛，重感于寒，变成温疟。

脉之变证，方治如法，乃小柴胡汤之类，加桂枝治之愈。

论曰：往来尝见一士人施疟方，以榜睢阳市肆柴胡、白虎之类也。俗人不问是何疟证，例用前方，往往反变大疾。呜呼！将欲济人，反致损人，岂理也哉！

予尝谓疟证最多，有暑疟、食疟、脾寒疟，手足三阴三阳皆有疟，脾肺肾肝心胃亦有疟，各各不同，安得一概与柴胡、白虎汤耶？误治尚可拟议，惟脾寒、中暑二证，若水火不相将。

《素问》曰：夏伤于暑，秋为疟。又曰：夏暑汗不出者，秋成风疟。始因伏暑，得秋气乃发，故先热后寒，或热多寒少，头目昏痛。虚则发战汗出，一时而止。盖心恶暑气，心为君，心不受邪，而心包络痰涎所聚，暑伏于涎中，岂比脾寒而厚朴草果所能驱，温疟而柴胡黄芩所能止也，非砒硃脑麝之属不能入。故暑疟脾寒，患者多而医者不识，妄投以寒药，真气先受病，所以连绵不已也。

予尝精究疟证一病，须详审谛当，然后行药，十治十中，无有失者。众人以疟为难疗，予独以为易治，要在别其证类，识其先后耳。因论温疟言及此，亦欲使患者知药不可妄投也。《素问·疟论》甚详，当精观之。

发斑证第六十六

[升麻玄参汤]

族有乳媪，患伤寒七八日发斑，肌体如

火，脉洪数而牢，心中烦满不快，俄而变赤黑斑，其家甚惊惶。

予曰：此温毒也。温毒为病最重，而年齿为迈，是诚可忧也。

仲景云：伤寒脉洪数，阴脉实大，更遇湿热，变成温毒。温毒最重也，故斑疹生，心下不快，痞闷。

遂以升麻玄参汤与之。日夜四五服，斑退而愈。

论曰：华佗云：伤寒五日在腹，六日在胃，入胃则可下也。若热毒未入于胃，而先下之者，其热乘虚入胃，则胃烂。然热入胃，要须复下之，不得留在胃中也。胃若实为致此病，三死一生。其热微者赤斑出，剧者黑斑出。赤斑出者五死一生；黑斑出者十死一生，但看人有强弱耳。病者至日，不以时下之，热不得泄，亦胃烂斑出，盖此是恶候。若下之早，则热乘虚入胃；或下迟，则热入不得泄。须是乘机，不可失时，庶几轻可也。

脏结证第六十七

甲辰，盐商舣舟江次，得伤寒，胸膈痞，连脐下旁不可忍，饮食不进。

予诊之曰：此非结胸，乃脏结也，不可救矣。次日，痛引小腹，午时果死。

脏结者，寸脉浮，关脉细小沉紧者，尚有白苔。痛引小腹则死。仲景云：痛引小腹，入阴经者死。

阳结证第六十八 [大柴胡汤]

豫章刘商人，伤寒发热，口苦咽干，腹满能食，大便闭。脉数，身无汗。

医作阳明治。召予视，同坐。予问医曰：何以见证属阳明？医曰：仲景云：阳明中风，口苦咽干，腹满。又云：阳明病若能食，名曰中风；不能食，名曰伤寒。又曰：少阳阳明者，胃中烦，大便难。是审兹三者，全是阳明证也。

予曰：阳明之脉长而实，中风者必自汗。今证虽阳明，然脉反见数，而身无汗，果可作阳明治否？医无以应。

予曰：以仆观之，所谓阳结也。今计其日已十六日矣，来日当病剧，当与公治之。其家疑而不决，来日病果大作，亟召。

予曰：是阳结证也。仲景云：脉有阴结阳结，何以别之？答曰：其脉浮而数，能食，不大便，此为实，名阳结也，期十七日当剧。其脉沉而迟，不能食，身体重，大便反硬，名曰阴结，期十四日当剧。今病者十七日而剧者，是其候也。乃投以大柴胡，两啜而病除矣。

论曰：仲景云：脉来霭霭如车盖者，名曰阳结。脉来累累如循长竿者，名曰阴结。霭霭如车盖，则是浮是数之状，仲景所谓善取象矣。然则阳结何以十七日当剧？阴结何以十四日当剧？盖十七日，老阳少阳之数。十四日，老阴少阴之数也。老阳之数九，少阳之数七，七九计十六，更进一数，阳之数而其道常饶，又阳数奇故也。老阴之数六，少阴之数八，八六计十四日，不进者，阴主静，而其道常乏，又阴数偶也。如此盈虚消长，不能逃乎时数。

伤寒协热利证第六十九

［三黄熟艾汤、解肌汗药］

庚戌四月，乡妇吴氏病伤寒，头疼身热，下利不止。众医多以附子、理中、金液治之，烦躁而利愈甚。予视之曰：脉迟而沉，脐下热。

若脐下热，则协热利也。投三黄熟艾汤，三服而利止渴除。

渐投以解肌汗药，而得汗差。

胃热呕吐证第七十 [香薷汤、竹茹汤]

丁未岁夏，族妹因伤寒已汗后，呕吐不止，强药不下。

医以丁香、硝石、硫黄、藿香等药治之，盖作胃冷治也。

予往视之曰：此汗后余热尚留胃脘，若投以热药，如以火济火，安能止也?

故以香薷汤、竹茹汤，三服愈。

霍乱转筋证第七十一 [香薷饮、理中等]

夏，钟离德全，一夕病上吐下泻，身冷，汗出如洗，心烦躁。

予以香薷饮与服之。翌日遂定，进理中等调之痊。

论曰：仲景云：病发热头痛，身疼恶寒吐利者，此属何病？答曰：此名霍乱。自吐下又利止而复作，更发热也。

此病多由暑热，阴阳不和，清浊相干，饮食过伤，三焦混乱，腹中撮痛，烦渴不止，两足转筋，杀人颇急，不可缓也。

两胫逆冷证第七十二　［白虎汤］

江西茶客吴某，病头疼如裹，两脚白膝以下皆冷，胸间多汗，时时谵语。脉关濡尺急。

医作阴证，治以附子辈，意其足冷而厥也。予诊其脉，关濡尺急，遂断以湿温脉证。其病先日受湿，而又中暍，湿热相搏，故此证成。

急以白虎，三投而解。

汗后劳复证第七十三

有人伤寒，得汗数日，忽身热自汗，脉弦数，宛然复作。

断之曰：劳心所致也。神之所舍，未复其初，而又劳伤其神，营卫失度，当补其子，益其脾，解其劳，庶几便愈。

医者在座，难之曰：虚则补其母，今补其子，出在何经也？予曰：出《千金方》论，子不知虚劳之证乎？《难经》曰：虚则补其母，实则泻其子。此虚则当补其母也。《千金方》曰：心劳甚者，补脾气以益其心，脾旺则感于心矣。此劳则补其子也。盖母，生我者也；子，继我助我者也。方治其虚，则补其生我者，与《锦囊》所谓本骸得气，遗体受荫同义。方治其劳，则补其助我者，与《荀子》未有子富而父贫同义。故二者补法各自有理，医唯唯而退。

汗后疮疡证第七十四

［大承气汤、小柴胡汤、大柴胡汤］

李琛大夫病伤寒，发热，面目俱赤，气上冲，腹满，大小便闭，无汗，脉紧而长。

予令服大承气汤。他医以小柴胡汤与之，不验；又以大柴胡汤与之，亦不效。又增大柴胡汤大剂，大便通，下燥屎得愈。乃夸曰：果不须大承气。

予笑曰：公苟图目前，而不知贻祸于后。病虽差，必作疮疡之证。后半月忽体生赤疮，次日背发肿如盘，坚如石，痛不堪忍。其以为背疽忧甚，急召予。

予曰：疮疡之证也，若当日服承气，今无此患矣。治以数日差。

或者问：何以知其疮疡之证？予曰：仲景云：趺阳脉滑而紧者，胃气实，脾气强，持实击强，痛还自伤，以手把刃，坐作疮疡。

盖病势有浅深，药力有轻重，治者必察其病者如何耳。疾势深，则以重剂与之；疾势轻，则以轻剂与之。正如持衡，锱铢不偏也。不然，焉用七方十剂？今病人毒邪如此深，须藉大黄、朴硝，荡涤脏腑经络毒气，利三二行，则邪毒皆去。今医小心谨慎，又不能了了见得根源，但以大柴胡得尿，因谓大便通行，便得安痊，不知遗祸于后必疮疡。当时若听予言，岂有斯患。

面垢恶寒证第七十五 [白虎汤]

一尼病头痛身热，烦渴躁，诊其脉大而虚。问之曰：小便赤，背恶寒，毛竦洒洒然，面垢。

中暑也。医作热病治，但未敢服药。予投以白虎汤，数日愈。

论曰：仲景云：脉虚身热，得之伤暑。又云：其脉弦迟芤细，何也？《素问》曰：寒伤形，热伤气。盖伤气不伤形，则气消而脉虚弱，所以弦迟芤细，皆虚脉而可知矣。

伤寒下利证第七十六

吕商得伤寒，自利腹满，不烦不渴，呕吐头痛。予诊趺阳脉大而紧。

曰：太阴证也。若少阴下利必渴，今不渴，故知太阴证。仲景云：自利不渴属太阴。调治数日愈。

论曰：或问伤寒何以诊趺阳？予曰：仲景称趺阳脉大而紧者，当即下利。《脉经》云：下利脉大为未止，脉微细者，今自愈。仲景论趺阳脉凡十一处，皆因脾胃而设也。且如称趺阳脉滑而紧，则曰滑乃胃实，紧乃脾弱。趺阳脉浮而涩，则曰浮为吐逆，水谷不化，涩则食不得入。趺阳脉紧而浮，浮则腹满，紧则绞痛。趺阳脉不出，则曰脾虚，上下身冷肤硬。则皆脾胃之设可知矣。大抵外证腹满自利，呕恶吐逆之类，审是病在脾胃，而又参决以趺阳之脉，则无失矣。其脉见于足趺之阳，故曰趺阳。仲景讥世人握手而不及足。

伤寒闭目证第七十七 [小柴胡汤]

李思顺得伤寒，恶寒发热，口中气热，如

火不绝七八日矣，而目闭不肯开。予诊其脉，阴阳俱紧。

是必汗之而复下之故也，此坏证矣。病家曰：一医于三日前汗之不愈，一医复下之而目闭矣。

遂投以小柴胡汤，五啜而愈。

论曰：或问何以知其汗下而目闭？予曰：仲景称伤寒发热，口中气勃勃然，头痛目黄，若下之则目闭。又云：伤寒脉阴阳俱紧，恶寒发热，目赤脉多，睛不慧，医复汗之，咽中伤；若复下，则两目闭。此坏证，须小柴胡汤调之愈。

伤寒表实证第七十八 ［麻黄汤］

羽流病伤寒，身热，头痛，无汗，脉浮紧。

予诊之曰：邪在表，此表实证也，当汗之。

以麻黄辈，数日愈。

论曰：或问伤寒因虚，故邪得以入之。今邪在表，何以为表实也？

予曰：古人称邪之所凑，其气必虚，留而不去，为病则实。盖邪之入也，始因虚，及邪居中反为实矣。

大抵调治伤寒，先要明表里虚实，能明此四字，则仲景三百九十七法，可坐而定也。

何以明之？有表实，有表虚，有里实，有里虚，有表里俱实，有表里俱虚，予于表里虚实百证歌中，尝论之矣。

仲景麻黄汤类，为表实而设也；

桂枝汤类，为表虚而设也；

里实，承气之类；

里虚，四逆、理中之类；

表里俱实，所谓阳盛阴虚，下之则愈也；

表里俱虚，所谓阴盛阳虚，汗之则愈也。

手足逆冷证第七十九

[小柴胡汤]

酒家朱三者，得伤寒六七日，自颈以下无汗，手足厥冷，心下满，大便秘结。脉沉而紧。

或者见其逆冷，又汗出满闷，以为阴证。

予诊其脉沉而紧，曰：此证诚可疑，然大便结者为虚结也，安得为阴？脉虽沉紧，为少阴证。然少阴证多自利，未有秘结。予谓此半在表、半在里也，投以小柴胡汤，大便得通而愈。

论曰：伤寒恶寒，手足冷，心下满，口不欲食，大便硬，脉细者，此为阳微结，必有表，复有里也。脉沉亦在里也。汗出为阳微。假令纯阴结，不得复有外证，悉入在里，此为半在表半在里也。脉虽沉紧，不得为少阴病。所以然者，阴不得有汗，今头汗出，故知非少阴也，可与小柴胡汤。设不了了者，得屎而解也。

难者曰：仲景云：病人脉阴阳俱紧，反汗出者，亡阳也，此属少阴。今云阴不得有汗，何也？今头汗出，故知非少阴也。何以头汗出则知非少阴？

予曰：此说正是议论处。谓四肢冷、脉沉紧、腹满，全是少阴。然大便硬，头汗出，不得谓少阴。盖头者三阳所聚，三阳自胸中而还，有头汗出，自是阴虚，故曰汗出为阳微，是阴不得有头汗也。若少阴有头汗，则九死一生。故仲景平脉法云：心者火也，名少阴。其病，头无汗者可治，有汗者死。心为手少阴，肾为足少阴，然相与为病，以意逆志，是谓得之。

寒热类伤寒证第八十 [抑阴等药]

一尼病，恶风，体倦，乍寒乍热，面赤，心烦，时或有汗。脉弦长而上鱼际。

他医以伤寒温疟治之。见其寒热往来，时方疫气大作也，大小柴胡杂进，数日愈甚，转剧。予诊之曰：两手不受邪，厥阴脉弦长而上鱼际，此非伤寒，乃阴动不得阳也。此正与仓公治一绣女病同，投以抑阴等药，数日愈。

论曰：昔褚澄云治师尼寡妇，别制方，盖有为也。师尼寡妇，独居怨旷，独阴而无阳，欲心屡萌而不适其欲，是以阴阳交争，乍寒乍热，虚汗倦怠，全类温疟，久久成痨瘵矣。

尝记《史书·仓公传》载济北王侍者绣女，病腰背寒热，众医皆为寒热也。仓公曰：病得之欲男子而不可得也。何以知之？诊其脉，肝部弦出寸口，是以知也。

男子以精为主，女子以血为主，男子精溢则思室，女子血盛则怀胎。肝摄血者也，今肝脉弦长上寸口及鱼际，则血盛欲男子之候也。然则治师尼寡妇，尤不可与寻常妇人一概论也。

失汗衄血证第八十一

[麻黄汤，犀角地黄汤]

里人秦氏子得伤寒，发热身疼，骨节疼痛，恶风无汗。或者劝其不须服药，待其自安。如是半月矣而病不除，不得已召医治之。医至问日数，又不审其脉与外证，但云已过期矣，不可汗下矣，且与调气药以正气。复延予，予诊其脉，浮涩而紧大。衄血。

此麻黄证无疑者。但恐当汗不汗，化为衄血，必有是证。言未已，衄血作。予急以麻黄汤与之，继之以犀角地黄汤，血止汗解愈。

论曰：仲景云：凡作汤药，不可避晨夜，觉病须臾，即宜便治，不等早晚，则易愈。或稍迟，病即传变，虽欲除，必难为力。今医不究根源，执以死法，必汗之于四日之前，下之于四日之后，殊不知此惑也。

又云：病不服药，犹得中医，此为无医而设也。若大小便不通，必待其自差乎？盖前后不得溲，必下部腹胀，数日死矣。又况结胸、蓄血、发狂、发斑之类，未有勿药而愈者。智者知变，愚者执迷，以取祸也。须是随病浅深，在表在里，或阴或阳，早为治疗，如救火及溺然，庶易差。《素问》云：邪风之至，疾如风雨。故善治者治皮毛，其次治肌肤，其次治筋脉，其次治六腑，其次治五脏。治五脏者，半死半生也。扁鹊望齐侯而逃，其斯之谓欤！

脾约证第八十二 [麻仁丸]

一豪子郭氏，得伤寒数日，身热头疼，恶风，大便不通，脐腹膨胀。小便频数，趺阳脉浮且涩。

易数医。一医欲用大承气，一医欲用大柴胡，一医欲用蜜导，病家相知，凡三五人，各主其说，纷然不定。

最后请予至，问小便如何？病家云：小便频数。乃诊六脉，下及趺阳，脉浮且涩。

予曰：脾约证也，此属太阳阳明。仲景云：太阳阳明者，脾约也。仲景又曰：趺阳脉浮而涩，浮则胃气强，涩则小便数，浮涩相搏，大便则硬，其脾为约者。

大承气、大柴胡恐不当，仲景法中麻仁丸不可易也。主病亲戚尚尔纷纷。予曰：若不相信，恐别生他证，请辞，无庸召我。

坐有一人，乃弟也，逡巡曰：诸君不须纷争，既有仲景证法相当，不同此说何据？某虽愚昧，请终其说，诸医若何，各请叙述。众医默默，纷争始定。

予以麻仁丸百粒，分三服，食顷间尽，是夕大便通，中汗而解。

论曰：浮者风也；涩者津液少也。小便频数，津液枯竭，又烁之以风，是以大便坚硬。乃以大黄朴硝汤剂荡涤肠胃，虽未死，恐别生他证。

尝读《千金方》论脚气云：世间人病，有亲戚故旧，远近问病，其人曾不经一事，未读一方，作明能，诡论或言是虚，或言是实，或以为风，或以为虫，或道是水，或道是痰，纷纷谬说，种种不同，破坏病人心意，莫知孰是，迁延未定，时不待人，忽然致祸，各自走散。凡为医者，要识病浅深，探赜方书，博览古今，是事明辨。不尔，大误人事。识者宜知，以为医戒。

格阳关阴证第八十三　［透膈散］

张养愚患伤寒八九日以上，吐逆，食不得

入，小便瘗闷不通。医作胃热而吐，传入膀胱，则小便不通也。予诊其脉，见寸上二溢，而尺覆关中，伏而不见。

乃断之曰：格阳关阴证也。阳溢于上不得下行，阴覆于下不得上达，中有关格之病，是以屡汗而不得汗也。予投以透膈散，三啜而吐止，小便利而解。

论曰：或问何谓格阳关阴？答曰：《难经》云：关以前动者阳之动也，脉当见九分而浮。过者，法曰太过，减者，法曰不及。遂入尺为覆，为内关外格，此阳乘之脉也。又曰：阴气太盛，阳气不得营，故曰关。阳气太盛，阴气不得营，故曰格。阴阳俱盛，不能相营也，故曰关格。关格者，不得尽期而死矣。《素问》曰：人迎四盛以上为格阳，寸口四盛以上为关阴，人迎与寸口俱盛，四倍以上为关格。仲景云：在尺为关，在寸为格，关则小便不利，格则吐逆。又趺阳脉伏而涩，伏则吐逆，水谷不化，涩则食不得入，名曰关格。

由是言之，关脉沉伏而涩，尺寸有覆溢者，关格病也。何以言之，天气下降，地气上升，在卦为泰。泰者通也。天气不降，地气不升，在卦为否，否者闭也。今阳不降，上鱼际为溢，故其病吐逆，名为外格。阴不得上浮，入尺为覆，故其病小便不通，为内关。此关格之异也。

太阳阳明合病证第八十四 ［麻黄汤］

有豪子病伤寒，脉浮而长，喘而胸满，身

热头疼，腰脊强，鼻干不得眠。

予曰：太阳阳明合病证。仲景法中有三证：下利者葛根汤；不下利呕逆者加半夏；喘而胸满者麻黄汤也。治以麻黄汤，得汗而解。

论曰：或问传入之次第，自太阳，阳明，少阳，太阴，少阴，厥阴，何哉？说者谓：阳主生，故足太阳水，传足阳明土，土传足少阳木为微邪。阴主杀，故太阴土传少阴水，水传足厥阴木为贼邪。少阴水传厥阴木，安得为贼也？故予以为不然。《素问·阴阳离合论》云：太阳根起于至阴，结于命门，名曰阴中之阳。阳明根起于厉兑，名曰阴中之阳，少阳根起于窍阴，名曰阴中之少阳。太阴根起于隐白，名曰阴中之阴。少阴根起于涌泉，名曰阴中之少阴。厥阴根起于大敦，名曰阴之绝阴。大抵伤寒，始因中之气得之于阴，是以止传足经者，是阴中之阳，阳中之阴，亦自然之次第也。故此篇因黄帝问三阴三阳之离合，岐伯自圣人南面而立，前曰广明而推之。且以太阳为开，阳明为阖，少阳为枢；太阴为开，厥阴为阖，少阴为枢，六经不得相失，则其序有授矣。不特此也，以六气在天而考之，厥阴为初之气，少阴为二之气，太阴为三之气，少阳为四之气，阳明为五之气，太阳为六之气，此顺也。逆而言之，则太阳而后阳明，阳明而后少阳，少阳而后太阴，太阴而后少阴，少阴而后厥阴。伤寒为病，在气则逆而非顺，自太阳而终厥阴也。

懊侬怫郁证第八十五

[承气汤]

士人陈彦夫病伤寒八九日，身热无汗，喜饮，时时谵语。因下利后，大便不通三日，非烦非躁，非寒非痛，终夜不得眠，但心没晓会处，或时发一声，如叹息之状。两手关脉长，按之有力。

医者不晓是何证，但以宁心宽膈等药，不效。召予诊视，两手关脉长，按之有力，乃曰：懊侬怫郁证也。此胃中有燥屎，宜与承气汤。服之，下燥屎二十枚，次复下溏粪，得利而解。

论曰：仲景云：阳明病下之，心中懊侬而微烦，胃中有燥屎，可攻，宜承气汤。又云：病者小便不利，大便乍难乍易，时有微热，怫郁不得眠者，有燥屎也，承气汤主之。盖屎在胃则胃不和。《素问》曰：胃不和则卧不安。此所以夜不得眠也。仲景云：胃中燥，大便坚者，必谵语，此所以时时谵言也。非烦非躁，非寒非痛，所谓心中懊侬也。声口叹息而时发一声，所谓气怫郁也。燥屎得除，大便通利，阴阳交和，是以其病得除。

两手撮空证第八十六 ［小承气汤］

市人张某，年可四十，病伤寒，大便不利，日晡发热，手循衣缝，两手撮空，目直视急。

更三医矣，皆曰伤寒最恶证也，不可治。后召予，予不得已往诊之。曰：此诚恶候，染此者十中九死。仲景虽有证而无治法，但云脉弦者生，涩者死。况经吐下，难于用药，漫以药与，若大便得通而脉强者，庶可料理也。

遂用小承气汤与之，一投而大便通利，诸疾渐退，脉且微弦，半月得差。

论曰：或问下之而脉得弦者生，何也？答曰：《金匮玉函经》云：循衣摸床妄撮，怵惕不安，微喘直视，脉弦者生，涩者死。微者但发热谵语，承气汤与之。余尝观钱仲阳《小儿诀法》：手循衣领及乱捻物者，肝热也。此证《玉函》列在阳明部。阳明胃也，肝有邪热，淫于胃经，故以承气汤泻肝而得强，脉则平而和，胃且坚不受，此百生之理也。予尝谓：仲景云：不通诸医书以发明隐奥，而专一经者，未见其能也。须以古今方书，发明仲景余意。

下利服承气汤证第八十七 [小承气汤]

客有病伤寒，下利身热，神昏多困，谵语不得眠。

或者见其下利，以谵语为郑声，皆阴虚证也。

予诊其脉曰：此承气汤证也。众皆愕然曰：下利服承气，仲景法乎？答曰：仲景云：下利而谵语者，有燥屎也，属小承气汤。乃投以小承气，得利止而下燥屎十二枚，俄得汗解。

论曰：《内经》云：微者逆之，甚者从之，逆者正治，从者反治，从少从多，观其事也。帝曰：何谓反治？岐伯曰：寒因寒用，通因通用。王冰以为大热内结，注泻不止，热宜寒疗，结伏须除，以寒下之，结散利止，此寒因寒用也。小承气止利，正合此理。

湿温证第八十八 [白虎加参、白虎苍术]

丙午岁，商人张皓，季夏得疾。胸项多汗，四肢时冷，头痛谵语。予诊其脉，关前

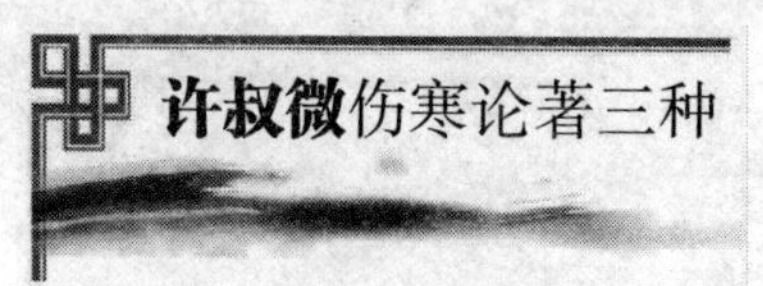

濡，关后数。

断曰：当作湿温治。盖先受暑，后受湿，暑湿相搏，是谓湿温。投以白虎加参，次以白虎苍术，头痛渐退，足渐温，汗渐止，数日愈。此病名贼邪，误服药则死。

论曰：或者难云：何谓贼邪？予曰：《难经》论五邪，有实邪，虚邪，正邪，微邪，贼邪。从后来者为虚邪，从前来者为实邪，从所不胜者来者为贼邪，从所胜者来者为微邪，自病者为正邪。又曰：假令心病，中暑者为正邪，中湿得之为贼邪。今心先受邪，而湿胜之，水克火，从所不胜，斯为贼邪，五邪之最逆者也。《难经》有云：湿温之脉，阳濡而弱，阴小而急，濡弱见于阳部，湿气搏暑也。小急见于阴部，暑气湿蒸也。故经曰：暑湿相搏，名曰湿温，是为贼邪也。

血结胸证第八十九 ［小柴胡汤、刺期门穴］

丁未岁，一妇患伤寒，寒热，夜则谵语，目中见鬼，狂躁不宁。其夫访予询其治法。予曰：若经水适来适断，恐是热入血室也。越日亟告曰：已作结胸之状矣。

予为诊之曰：若相委信，急行小柴胡汤等必愈。前医不识，涵养至此，遂成结胸证，药不可及也。无已，则有一法，刺期门穴，或庶几愈，如教而得愈。

论曰：或问热入血室，何为而成结胸？予曰：邪入经络，与正气相搏，上下流行，或遇经水适来适断，邪气乘虚而入血室。血与邪迫，上入肝经，肝既受邪，则谵语如见鬼。肝病则见鬼，目昏则见鬼。复入膻中，则血结于胸也。何以言之？

盖妇人平居经水常养于目，血常养肝也。方未孕，则下行之以为月水；既妊娠，则中蓄之以养胎；及已产，则上壅，得金化之以为乳。今邪逐之并归肝经，聚于膻中，壅于乳下，非刺期门以泻不可也。期门者，肝之膜原。使其未聚于乳，则小柴胡尚可行之。既聚于乳，小柴胡不可用也。譬如凶盗行于闾里，为巡逻所迫，寡妇、处女，适启其门，突入其室，妇女为盗所迫，直入隐奥以避之。盗蹑其踪，必不肯出，乃启孔道以行诱焉，庶几其可去也。血结于胸，而刺期门，何以异此。

六阳俱绝证第九十

一达官乘舟急归，四月风雨，饮食不时，得疾如伤寒状，头重自汗，身体悉疼。

医作中风湿证治，投以术附、姜附等汤，汗不止。单服附子及灸脐下，亦不止。

予往视之，曰：六阳俱绝，不可治也。其汗必如珠，验之果然，半时卒。

论曰：《难经》云：六阳气俱绝者，阴与阳相离，阴阳相离则腠理开，绝汗乃出。汗出如珠，转而不流，夕占旦死，旦占夕死，此之谓也。盖病者之汗，有阳盛阴虚，阴盛阳虚。阳盛者如骨蒸热病之汗，则流溢如润。阳绝者如此证，则凝聚而止。假如甑槅之蒸物，出汗而散者，阳盛之类也。假如置冰于金银瓦器中，汗出而凝聚不流，阳绝之证也。